高等学校创新型实验教材

高等学校医药类"十三五"规划教材

医用化学实验

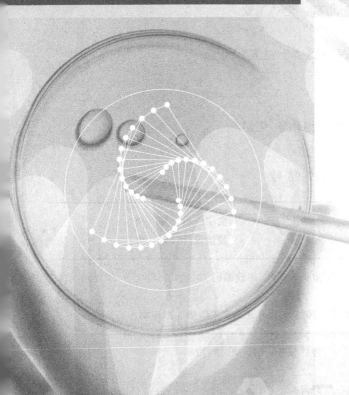

王红梅 曾小华 主 编

马俊凯 姚 刚 崔丙存 副主编

化学工业出版社

·北京·

本书共分为五章，第一章为医用化学实验基础知识，第二章为医用化学实验常用仪器及基本操作，第三章为基础性实验，第四章为综合性实验，第五章为设计性实验。全书共选编了52个实验，在实验内容的选择上，强调了医用化学实验的基本技术，以使学生掌握必备的医用化学实验的基础知识和基本技能；增加了综合性、设计性实验，促进学生创新性学习和创新性思维的发展，以利于培养创新型人才。书后有附录供学生和教师参考。

本书可作为高等医药院校临床、麻醉、影像、口腔、护理、康复医学、全科医学、预防等本科专业的医用化学课程的配套实验教材，也可作为医学、药学类专业高职高专学生的参考用书。

图书在版编目（CIP）数据

医用化学实验/王红梅，曾小华主编．—北京：化学工业出版社，2018.8（2023.10重印）
高等学校创新型实验教材　高等学校医药类"十三五"规划教材
ISBN 978-7-122-32603-4

Ⅰ．①医⋯　Ⅱ．①王⋯②曾⋯　Ⅲ．①医用化学-化学实验-高等学校-教材　Ⅳ．①R313-33

中国版本图书馆CIP数据核字（2018）第149696号

责任编辑：甘九林　闫　敏　洪　强　　　　　　文字编辑：陈　雨
责任校对：边　涛　　　　　　　　　　　　　　装帧设计：张　辉

出版发行：化学工业出版社（北京市东城区青年湖南街13号　邮政编码100011）
印　　装：北京印刷集团有限责任公司
787mm×1092mm　1/16　印张9　字数205千字　2023年10月北京第1版第3次印刷

购书咨询：010-64518888　　　　　　售后服务：010-64518899
网　　址：http://www.cip.com.cn
凡购买本书，如有缺损质量问题，本社销售中心负责调换。

定　价：32.00元　　　　　　　　　　　　　　　　　　　版权所有　违者必究

《医用化学实验》编写人员

主　编　王红梅　曾小华
副主编　马俊凯　姚　刚　崔丙存
参加编写人员（以姓氏汉语拼音排序）

陈小保　崔丙存　樊　靓　冯　春
高海涛　胡扬根　黄丽英　金　尧
罗　伦　马俊凯　王红梅　校　伟
徐　靖　姚　刚　曾小华　张爱女
张琼瑶　郑爱华　周明华

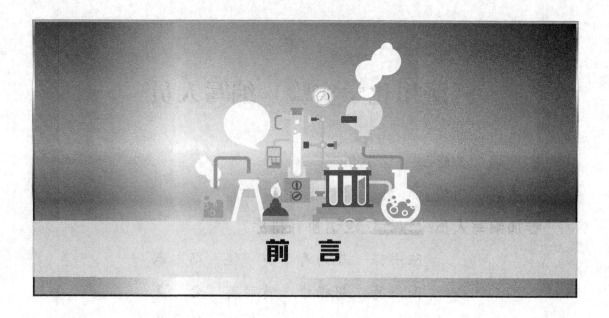

前 言

21世纪是生命科学的世纪,作为生命科学的基础学科,医用化学在生命科学中发挥着日益重要的作用。以医用化学理论为基础的相关实验,目前已渗透到基础医学和临床医学的各个学科,学习和掌握化学的基本实验技术是临床医学专业学生所必需的。医用化学实验也成为医用化学教学中的重要环节,且实践性极强。

为了适应我国高等院校医学教育改革和发展的要求,及时反映新世纪教学内容,为学生知识、能力、素质协调发展创造条件,我们编写了这本《医用化学实验》。本书是基于高等医药院校临床、麻醉、影像、口腔、护理、康复医学、全科医学、预防等本科专业医用化学课程实验要求,结合高校教学实际情况而编写的、与课堂教学教材配套的实验教材,也可供相近专业的学生选用,并可供教师参考。本书在编写时充分考虑了当前我国普通高等院校基础课的教学现状,各院校和不同专业对医用化学实验的不同要求,对实验内容进行了精选。编者在多年医学化学教学的基础上,结合自己的科研经验,将医学院校开设的"基础化学"和"有机化学"两门课的实验内容整合为独立、完整的医用化学实验教材。全书主要包括实验基础知识、实验技术、基本操作、化合物的性质、化合物的制备、综合性和设计性实验等内容。全书共选编了52个实验,大多实验后附有注释和思考题,以便于学生预习,掌握关键性操作及方法。书后有附录和参考文献供学生查阅和进一步阅读之用。

本书在编写时注意突出以下特点。

(1) 书中编入了一些与实际生活较接近的实验内容,如从牛奶中分离提取酪蛋白和乳糖、从茶叶中提取咖啡因。并将"基础化学"教材中的滴定分析、缓冲溶液和分光光度法内容精简后编在相应实验前,增加了有机分析的一般程序、萃取、色谱法的基本理论。

(2) 实验内容的安排以加强化学实验技能的综合训练和素质能力培养为主线,分为三个层次,即基础性实验、综合性实验和设计性实验。实验内容由浅入深、逐步提高,使学生掌握必备的医用化学实验的基础知识和基本技能,培养良好的实验素养和严谨的科学态度,初步具备开拓创新的能力和科学的思维方法。

(3) 增加了综合性和设计性实验,希望通过综合性、设计性实验引导学生开拓思路、综合分析，激活学生的探究及创新意识，提升学生的化学实验素养，促进学生创新性学习和创新性思维的发展，培养创新型人才。

本书由王红梅（湖北医药学院）、曾小华（湖北医药学院）担任主编，马俊凯（湖北医药学院）、姚刚（湖北科技学院）、崔丙存（湖北理工学院）担任副主编。参加编写人员及写作分工如下：第一章由高海涛（湖北医药学院）、黄丽英（湖北医药学院）、金尧（湖北医药学院）编写，第二章由徐靖（湖北医药学院）、胡扬根（湖北医药学院）、郑爱华（湖北医药学院）、张爱女（湖北医药学院）编写，第三章由马俊凯（湖北医药学院）、曾小华（湖北医药学院）、姚刚（湖北科技学院）、王红梅（湖北医药学院）编写，第四章由周明华（湖北医药学院）、崔丙存（湖北理工学院）、冯春（湖北医药学院）、校伟（湖北医药学院）编写，第五章由张琼瑶（湖北医药学院）、樊靓（湖北医药学院）、罗伦（湖北医药学院）、陈小保（湖北医药学院）编写，附录由姚刚（湖北科技学院）编写。全书由王红梅（湖北医药学院）统稿。本书的出版得到了湖北医药学院药学院、湖北科技学院药学院和湖北理工学院医学院的大力支持，在此一并表示衷心的感谢。

限于编者水平，书中难免有不妥之处，敬请广大读者批评指正。

编者

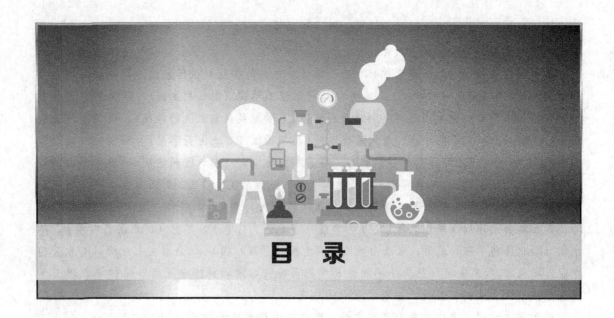

目 录

第一章 医用化学实验基础知识
第一节 医用化学实验基本要求 …………………………………………………………… 1
第二节 实验室规则 ………………………………………………………………………… 2
第三节 实验室安全守则及事故处理 ……………………………………………………… 3

第二章 医用化学实验常用仪器及基本操作
第一节 玻璃仪器的洗涤与干燥 …………………………………………………………… 5
第二节 加热和冷却 ………………………………………………………………………… 6
第三节 化学试剂的取用 …………………………………………………………………… 10
第四节 化合物的分离和提纯技术 ………………………………………………………… 11
第五节 滴定分析仪器及基本操作 ………………………………………………………… 29
第六节 分光光度计和酸度计的使用 ……………………………………………………… 33
第七节 简单玻璃加工方法 ………………………………………………………………… 37
第八节 有机化学实验常用仪器和设备 …………………………………………………… 39

第三章 基础性实验
实验一 溶液的配制 ………………………………………………………………………… 46
实验二 凝固点降低法测定葡萄糖的摩尔质量 …………………………………………… 47
实验三 粗盐的精制 ………………………………………………………………………… 49
实验四 五水硫酸铜的制备与提纯 ………………………………………………………… 51
实验五 三草酸合铁(Ⅲ)酸钾的制备 ……………………………………………………… 52
实验六 硫酸亚铁铵的制备 ………………………………………………………………… 54
实验七 乙酸解离度与解离常数的测定 …………………………………………………… 55
实验八 缓冲溶液的配制和性质 …………………………………………………………… 56

实验九　酸碱标准溶液的配制和体积比较 ………………………………………………… 58
实验十　HCl 标准溶液的标定 ……………………………………………………………… 59
实验十一　混合碱中碳酸钠、碳酸氢钠的含量测定 ……………………………………… 61
实验十二　$KMnO_4$ 标准溶液的配制及标定 ……………………………………………… 62
实验十三　$KMnO_4$ 法测定双氧水中 H_2O_2 的含量 ……………………………………… 64
实验十四　高锰酸钾的吸收光谱 …………………………………………………………… 64
实验十五　配位化合物的生成和性质 ……………………………………………………… 66
实验十六　氧化还原与电极电位 …………………………………………………………… 68
实验十七　渗透压的测定 …………………………………………………………………… 70
实验十八　熔点的测定 ……………………………………………………………………… 72
实验十九　沸点的测定 ……………………………………………………………………… 76
实验二十　旋光度的测定 …………………………………………………………………… 78
实验二十一　常压蒸馏 ……………………………………………………………………… 81
实验二十二　萃取 …………………………………………………………………………… 82
实验二十三　重结晶与过滤 ………………………………………………………………… 84
实验二十四　升华 …………………………………………………………………………… 85
实验二十五　薄层色谱 ……………………………………………………………………… 86
实验二十六　纸色谱 ………………………………………………………………………… 88
实验二十七　模型作业 ……………………………………………………………………… 90
实验二十八　醇、酚、醚的化学性质 ……………………………………………………… 93
实验二十九　醛、酮的化学性质 …………………………………………………………… 95
实验三十　羧酸、取代羧酸、羧酸衍生物的化学性质 …………………………………… 96
实验三十一　有机含氮化合物的性质 ……………………………………………………… 98
实验三十二　糖类化合物的性质 …………………………………………………………… 100
实验三十三　氨基酸和蛋白质的性质 ……………………………………………………… 101
实验三十四　乙酰水杨酸（阿司匹林）的合成 …………………………………………… 102
实验三十五　乙酰苯胺的制备 ……………………………………………………………… 104
实验三十六　乙酸乙酯的制备 ……………………………………………………………… 105
实验三十七　乙酸正丁酯的制备 …………………………………………………………… 107
实验三十八　氯代叔丁烷的制备 …………………………………………………………… 108
实验三十九　甲基橙的制备 ………………………………………………………………… 109
实验四十　对硝基苯甲酸的制备 …………………………………………………………… 111
实验四十一　苯甲酸和苯甲醇的制备 ……………………………………………………… 112
实验四十二　正丁醚的制备 ………………………………………………………………… 114

第四章　综合性实验

实验四十三　邻二氮菲分光光度法测定铁 ………………………………………………… 116
实验四十四　紫外-可见分光光度法测苯甲酸含量 ………………………………………… 117

实验四十五　从茶叶中提取咖啡因……………………………………………… 118
实验四十六　从牛奶中分离提取酪蛋白和乳糖…………………………………… 121
实验四十七　从槐花米中提取芦丁………………………………………………… 122
实验四十八　用废旧易拉罐制备明矾……………………………………………… 123

第五章　设计性实验

实验四十九　食醋总酸度的测定…………………………………………………… 125
实验五十　典型有机物鉴别设计…………………………………………………… 125
实验五十一　透明皂的制备………………………………………………………… 126
实验五十二　水杨酸甲酯的制备…………………………………………………… 127

附录

附录一　常用元素原子量…………………………………………………………… 128
附录二　危险化学试剂的使用知识………………………………………………… 129
附录三　常用试剂的配制及刚果红试纸的制作…………………………………… 132

参考文献

第一章 医用化学实验基础知识

第一节 医用化学实验基本要求

医用化学实验是一门重要并且实践性很强的课程，其旨在提高学生素质和培养学生能力。通过医用化学实验可加深学生对医用化学基本理论和基本概念的理解，培养学生动手动脑能力、基本操作技能及敏捷处理突发事件的能力。学生在医用化学实验的学习过程中需要做好以下三个环节。

一、实验预习

实验预习是医用化学实验的重要环节，在实验前认真预习，才能对实验的整个过程做到心中有数。实验预习要做到以下两点。

（1）在课前认真预习有关实验内容，明确实验目的和要求，弄清实验原理、操作步骤、实验装置、数据的处理方法以及注意事项，能做到有计划地进行实验。

（2）认真写好预习报告。预习报告的内容大致包括实验名称、实验目的、实验原理、实验步骤和实验中的注意事项等。预习是做好实验的关键，只有预习好了，实验时才能做到又快又好。

二、实验操作

实验过程中需注意以下两点。

（1）实验时要遵循实验要求，认真、正确地操作，要养成仔细观察和及时记录的好习惯，如实记录观察到的现象和有关数据。记录直接写在报告本上，不能随便记在一张纸上。

（2）实验中若遇到实验现象和预期不一样的情况，应认真分析原因，研究实验中产生的现象，可以做对照实验、空白实验，或自行设计实验进行核对，必要时应做多次实验验证，从中得出结论，从而提高分析问题、解决问题的能力。

三、实验报告

医用化学实验报告可以提高学生的写作水平，即归纳、总结能力和书写技巧。做完实验后，应及时写好实验报告，实验报告要求文字精练、内容确切、书写整洁，还应有自己的看法和体会，而不是原封不动地照抄实验教材。一份合格的实验报告应包括以下内容。

（1）实验名称　通常作为实验题目出现。

（2）实验目的　简述该实验所要求达到的目的和要求。

（3）实验原理　简要介绍实验的基本原理，主要反应方程式及副反应方程式。

（4）实验步骤　要求简明扼要，尽量用表格、框图、符号表示，不要全盘抄书。

（5）实验现象或实验数据处理　在自己观察的基础上如实记录，化学现象的解释最好用化学反应方程式，如果是合成实验要写明产物的特征、产量，并计算产率。

（6）总结和讨论　针对实验中遇到的疑问，提出自己的见解，分析产生误差的原因，也可对实验方法、实验内容等提出自己的意见或建议，完成好思考题。

第二节　实验室规则

为了保证医学化学实验课正常、有效、安全地进行，保证实验课的教学质量，学生必须遵守下列规则。

（1）实验室是开展教学实验和科学研究的场所，学生进入实验室必须严格遵守实验室各项规章制度和操作规程，注意安全。

（2）实验前必须认真预习，明确实验目的、实验原理、操作步骤以及注意事项，认真听取老师讲解，经老师同意后才能进行实验。

（3）进入实验室必须穿工作服。不能迟到早退，在实验过程中应保持安静，不得大声喧哗，做到认真操作、细致观察、积极思考，并及时、如实记录实验现象和实验数据。

（4）爱护实验室财产，小心使用仪器和设备，损坏的要按规定报损、报废或赔偿。要节约药品和水、电。实验中如发生异常情况，应及时向指导教师报告。室内物品一律不能私自带出室外。

（5）保持实验室环境、实验用品的清洁卫生。公用仪器用完后，放回原处，并保持原样；药品用完后，应及时将盖子盖好；废物要放入清洁箱或指定地方；废纸、火柴棒、棉花等不要随意丢弃，更不能丢入水槽内，以免堵塞；酸碱等腐蚀性废弃物必须倒入指定的地方。

（6）每次实验后，将个人实验台面打扫干净，仪器洗、挂、放好，切断电源，请指导老师检查、签字后方可离开实验室。值日生负责打扫和整理实验室，并检查水、电是否关闭及门、窗是否关紧，以保持实验室的整洁和安全，待做完值日卫生工作后，再请指导老师检查、签字，离开实验室。

第三节 实验室安全守则及事故处理

一、实验室安全守则

（1）凡产生刺激性的、恶臭的、有毒的气体（如 Cl_2、Br_2、HF、SO_2、NO_2、CO 等）的实验，应在通风橱内（或通风处）进行。剧毒物质取用时，要戴橡胶手套。

（2）浓酸浓碱具有强腐蚀性，应防止沾到皮肤、衣服和眼睛上，如沾到皮肤和眼睛上，要立即用水冲洗，切不可用手抓和用手揉眼睛。稀释浓硫酸时，应将浓硫酸慢慢倒入水中并搅拌，而不能将水倒入浓硫酸中，以免溅出。

（3）有毒药品（如重铬酸钾、铅盐、钡盐、砷的化合物、汞的化合物，特别是氰化物）不能进入口内或接触伤口，也不能将其随便倒入下水道，应按教师要求倒入指定容器内。

（4）加热试管时，切勿将试管口朝向他人或自己，也不能俯视正在加热的液体，以防液体溅出，造成事故。

（5）闻气体时，应用手轻轻扇动，使少量气体飘进鼻孔，不得将鼻子凑在容器上闻。

（6）使用酒精灯时，应随用随点，不用时盖上灯帽。严禁用燃着的酒精灯点燃其他的酒精灯，以免酒精流出而失火。

（7）使用易燃、易爆和挥发性药品，应严格遵守操作规程、远离火源，用完后应立即盖紧瓶盖，并放置于阴凉处。

（8）使用试剂时，要注意阅读瓶上的标签说明，严禁随意混合各种试剂或药品，以免发生事故。

（9）水、电、煤气使用完毕后应立即关闭。不能用湿手触摸电器，以防触电。

（10）实验室内严禁吸烟、饮食和打闹。实验时应穿工作服，不得穿拖鞋。实验结束后，洗净双手，方可离开实验室。

（11）实验过程中，若不小心损坏水银温度计并使水银溅出，应立即将硫黄粉盖在撒落的汞上，使汞变成不挥发的硫化汞，再进一步回收处理。

（12）定期检查电源保护器、灭火器、煤气开关等实验室安全设备，注意门窗的关闭。

二、事故处理

在化学实验的过程中，经常要接触易燃、易爆、有毒、有害等各种危险化学品，若稍有不慎，就有可能发生事故。因此，我们要正确掌握一些有关实验室化学事故的应急处理方法。

（1）割伤　若伤口较浅，立即洗净伤口，涂上红药水，用纱布包好伤口或贴上创可贴；伤口内若有玻璃碎片，须先挑出，然后敷药包扎；若伤口过大，则应先按紧主血管以防止大量出血，立即送医院治疗。

（2）烫伤　在烫伤处抹上黄色的苦味酸溶液或烫伤膏。

（3）酸蚀伤　立即用大量水冲洗，然后用饱和碳酸氢钠溶液或稀氨水冲洗，再用水冲洗。

(4) 碱蚀伤　立即用大量水冲洗，然后用2％硼酸溶液或2％乙酸溶液冲洗，再用水冲洗。

(5) 溴蚀伤　立即用大量水冲洗，再用酒精擦至无溴液存在为止，然后涂上甘油或烫伤油膏。

(6) 白磷灼伤　用1％硫酸铜或高锰酸钾溶液冲洗伤口，然后包扎。

(7) 试剂溅入眼内　任何情况下都要先洗涤，后送医院急救。

(8) 触电　立即切断电源，必要时进行人工呼吸。

(9) 起火　立即灭火，并要防止火势蔓延（如切断电源，移走易燃物质等）。灭火的方法要根据起火原因采用相应的方法。一般的小火可用湿布、石棉布覆盖燃烧物灭火。火势大时可使用灭火器。电器设备引起的火灾，只能用四氯化碳灭火器灭火。无论用何种灭火器，皆应从火的四周开始向中心扑灭。实验人员衣服着火时，切勿乱跑，应赶快脱下衣服，用石棉布覆盖着火处，或者就地卧倒滚动，也可起到灭火的作用。火势较大时，应立即报火警。

第二章 医用化学实验常用仪器及基本操作

第一节 玻璃仪器的洗涤与干燥

一、玻璃仪器的洗涤

化学实验中经常要使用各种玻璃仪器，这些仪器的干净与否常常直接影响到实验结果的准确性。因此，在进行化学实验时，必须把实验仪器洗涤干净。

洗涤玻璃仪器的方法有很多，应根据实验要求、污物性质、沾污程度和仪器的特点来选择。一般来说，附着在仪器上的污物既有可溶性物质，也有尘土和其他不溶性物质等，针对不同的污物，可以用下列方法洗涤。

1. 用水洗涤

用水洗涤试管时，选择大小合适的试管刷在盛水的试管内转动或上下移动，但用力不要过猛，以防刷尖的铁丝将试管戳破。用自来水和试管刷刷洗，既可以除去可溶性物质，也可以除去尘土，还能使不溶性的无机物脱落，但洗不去油污和有机物质。

2. 用一般洗涤剂洗涤

一般洗涤剂有洗洁精、洗衣粉、肥皂水、去污粉等。洗涤时先用少量水把仪器润湿，再用试管刷蘸取少量洗洁精、洗衣粉、去污粉等刷洗，用这种方法可除去玻璃仪器上的油污和有机物质。

3. 用铬酸洗液洗涤

如仪器沾污严重或仪器口径细小（如移液管、容量瓶、滴定管等），必要时可用铬酸洗液洗涤。铬酸洗液也叫强氧化剂洗液，它是重铬酸钾和浓硫酸的混合物，有很强的腐蚀性和酸性，使用时一定要注意安全，防止溅在皮肤和衣服上。铬酸洗液可重复使用，使用后的洗液应倒回原瓶，洗液如呈绿色，则已失效，不能继续使用。铬酸洗液对油污和有机物的去污能力特别强，用铬酸洗液洗涤仪器是用浸泡处理方法洗涤。必须指出，能用别的方法洗干净的仪器，尽量不要用铬酸洗液洗，因为 Cr(Ⅵ) 具有毒性。

4. 用超声波洗涤

在超声波清洗器中放入需要洗涤的仪器，再加入合适的洗涤剂和水，接通电源，利用超声波的能量和振动，就可把仪器清洗干净，既省时又方便。

5. 特殊污物的洗涤

如果仪器壁上某些污物用上述方法仍不能去除时，可根据污物的性质，选用适当试剂处理。如沾在器壁上的碳酸钙及氢氧化铁可用盐酸洗；沾在器壁上的二氧化锰可用浓盐酸洗；沾有硫黄时可用煮沸的石灰水洗；银镜反应附着的银可用稀硝酸洗。

用上述方法洗涤的仪器，用自来水洗净后，最后还需用蒸馏水荡洗三次。洗净后的玻璃仪器应清洁透明，内壁可以被水均匀地完全湿润，且不挂水珠。已经洗净的仪器，不能用布或纸擦拭，否则布或纸上的纤维会沾污仪器。

二、玻璃仪器的干燥

1. 晾干

对于不急用的仪器，洗净之后可倒置在干净的仪器架上自然晾干（倒置后不稳定的仪器如量筒等，则应平放）。

2. 吹干

洗净的仪器如需迅速干燥，可用干燥的压缩空气或电吹风直接吹在仪器上进行干燥。

3. 烘干

将洗净的仪器擦去残留水，放在电烘箱的隔板上烘干，温度控制在 105℃ 左右。

4. 用有机溶剂干燥

带有刻度的计量仪器，不能用加热的方法进行干燥，否则会影响仪器的精密度。可以在洗净的仪器中加入少量有机溶剂（常用的是酒精、丙酮等），转动仪器，使器壁上的水分与有机溶剂混合，然后将混合液倒入回收瓶，少量残留在仪器中的混合液很快挥发而使仪器干燥。

第二节　加热和冷却

加热和冷却是医用化学实验中非常普遍又十分重要的操作。本节主要介绍几种热源以及常用的几种加热和冷却的方法。

一、热源

1. 酒精灯

酒精灯是化学实验室最常用的加热器具，酒精灯的加热温度可达 400～500℃，适用于加热温度不太高的实验。酒精灯火焰分外焰（氧化焰，温度最高）、内焰（还原焰）和焰心（温度最低）。若加热时无特殊要求，一般用温度较高的火焰（外焰与内焰交界部分）来加热。使用酒精灯时应注意以下几点。

（1）酒精不可装得太满，一般应不超过容积的 2/3，也不能少于 1/4。添加酒精时必须先将酒精灯熄灭。

（2）不能用已燃着的酒精灯引燃另一个酒精灯，以防酒精溢出引起失火。

（3）熄灭酒精灯时，要用灯帽盖灭，不可用嘴吹灭。其原因是用嘴吹，很可能将火焰沿灯颈压入灯内，引起着火或酒精灯爆炸。盖上灯帽使火焰熄灭后，应提起灯帽，再重盖一次。以防止灯帽内外形成压差而使灯帽吸紧，导致以后使用时不易取下灯帽。

（4）使用酒精灯时要随时小心，不要碰倒，万一洒出的酒精在桌上燃烧起来，应该立刻用湿抹布扑盖或撒沙土扑灭。

2. 电热套

电热套（图 2-1）是化学实验中常用的一种热源，它是由玻璃纤维包裹着电热丝编制成的帽状的电加热器。电热套有 50mL、100mL、150mL、250mL、500mL 等不同规格，用于放入各种规格的反应瓶。电热套加热温度可用调压变压器控制，普通电热套最高加热温度可达 400℃ 左右，主要用做回流、蒸馏加热的热源。由于它属于热气流加热而不是明火加热，因此具有不易引起着火的优点，热效率也高，加热均匀。它是有机实验中一种简便、安全的加热装置。

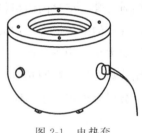

图 2-1 电热套

使用电热套时应注意以下几点。

（1）仪器应有良好的接地。

（2）使用时不要将药品洒在电热套内，以免药品挥发污染环境或使电热丝腐蚀而断开。

（3）请不要空套取暖或干烧。

（4）有液体溢出或长期置于湿度过大环境中时，可能会有感应电透过保温层传至外壳，请务必接地线，并注意通风。如漏电严重，请不要再用，需放在太阳下晒或放在烘箱内烘干后再使用，以免发生危险。

（5）长期不用时，请保持仪器清洁，并放在干燥无腐蚀气体处保存。

3. 煤气灯

煤气灯有多种式样，但构造却是基本相同的，主要由灯管和灯座组成（如图 2-2 所示）。灯管下部有几个圆孔，为空气的入口。旋转灯管，即可完全关闭或不同程度地开启圆孔，以调节空气的入量。灯座的侧面有煤气的入口，可接上橡胶管把煤气导入灯内。灯座下面有一螺旋针阀，用以调节煤气的进入量。使用时，煤气灯的火焰温度可由调节空气量的增减而变化，煤气灯加热温度可达 1000℃，多用于加热高沸点液体。当煤气完全燃烧时，正常火焰可以分为三个锥形区域，分别为焰心（黑色）、还原焰（淡蓝色）、氧化焰（淡紫色）。实验中一般都用氧化焰加热。温度高低可由调节火焰的大小来控制。

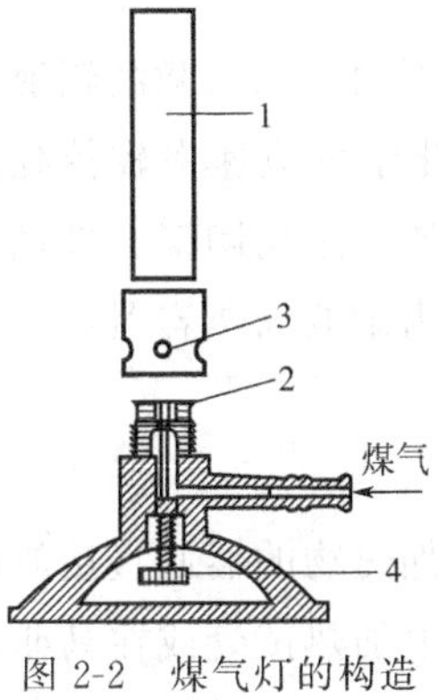

图 2-2 煤气灯的构造
1—灯管；2—煤气出口；
3—空气入口；4—螺旋

点燃煤气灯的具体步骤如下：先向下旋转灯管把通气口（圆

孔）关小，擦燃火柴，打开煤气龙头，在接近灯管口处，把煤气点着，然后再向上旋转灯管，调节空气进入量至火焰为正常火焰。

使用煤气灯时应注意的事项如下：

（1）由于煤气中含有窒息性的有毒气体 CO，且当煤气和空气混合到一定比例时，遇明火即可发生爆炸。所以不用时，一定要注意把煤气龙头关紧。

（2）点燃时一定要先擦燃火柴，再打开煤气龙头。

（3）离开实验室时再检查一下煤气龙头是否关好。

4. 酒精喷灯

酒精喷灯的构造类似于煤气灯，只不过多了一个储存酒精的空心灯座和一个燃烧酒精的预热盆。酒精喷灯有挂式和座式两种，座式构造见图 2-3，挂式构造见图 2-4。它们的加热温度可达 700～1000℃。使用前，先在预热盆上注入一定量酒精，然后点燃盆内酒精，以加热铜质灯管。待盆内酒精将近烧完时，开启开关，这时由于酒精在灼热的灯管内汽化，并与来自气孔的空气混合，用火柴在管口点燃，即可得到温度很高的火焰。调节开关，可以控制火焰的大小。用毕，向右旋紧开关，灯焰熄灭。应该注意，在开启开关、点燃以前，灯管必须充分灼烧，否则酒精在灯管内无法完全汽化，会有液态酒精由管口喷出，形成"火雨"，甚至会引起火灾。不用时，必须关好储罐的开关，以免酒精漏出，造成危险。

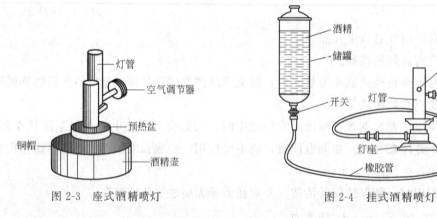

图 2-3 座式酒精喷灯

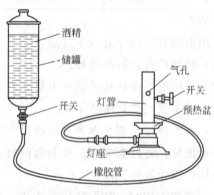

图 2-4 挂式酒精喷灯

5. 微波炉

微波炉加热利用了介电加热效应，与灯具或电炉加热的辐射原理不同，利用微波辐射出高频率（300～300000MHz）的电磁波对物质加热，在微波作用下的化学反应速率较传统的加热方法要快上千倍，具有易操作、热效率高、节能等特点。加热时通常选用陶瓷、玻璃和聚四氟乙烯材料制作的微波加热容器，金属材料会反射微波而不能作为微波加热容器。

二、加热方法

加热方法主要有直接加热和间接加热两种，直接加热是将盛放被加热物的器皿直接放在热源上进行加热，适合于加热不易燃烧的物质，如在煤气灯或酒精灯上加热试管或在马弗炉内加热坩埚等。

间接加热是将盛放被加热物的器皿放在热浴中加热，它是通过相应的传热介质（如水、油、砂）来传导热。间接加热的特点是避免明火、加热均匀。间接加热的热源有酒精灯、电热套等，传热介质有水、油、有机液体、熔融的盐、金属等。

1. 通过石棉网加热

这是实验室最简单的加热方式，将石棉网放在铁圈或三脚架上，用酒精灯或煤气灯置于下方加热，用了石棉网，火焰的热量会在容器底部分散开来，长时间加热容器一般也不会爆裂。通过石棉网加热，有些器皿受热仍不均匀，因而在减压蒸馏和低沸点易燃物的蒸馏中，不宜采用此种加热方式。

2. 水浴加热

当所需加热温度在80℃以下时，可选择水浴加热，加热时将容器浸入水浴中，热浴的液面应略高于容器中的液面。若水浴锅长时间加热，水会大量蒸发，因此必要时往水浴锅里适当加水补充。蒸馏无水溶剂时，为防止水蒸气进入，可用水浴锅所配的环形圆圈将其覆盖。如果温度略高于100℃，则可选用适当无机盐类的饱和水溶液作为加热浴液。

3. 油浴加热

加热温度在80~250℃之间时可选用油浴加热，也可用电热套加热。油的种类决定油浴所能达到的最高温度。常用油类有植物油、液体石蜡、甘油、硅油等。植物油和液体石蜡可加热到220℃，但二者易燃。硅油和真空泵油在250℃以上时较稳定，是理想的传热介质，但价格贵。

4. 砂浴加热

当加热温度在几百摄氏度以上时可使用砂浴加热，一般将清洁干燥的细砂平铺在铁盘上，将容器半埋在砂中加热。砂浴的缺点是对热的传导能力较差且散热快，温度上升较慢且不易控制，因而在实验室中用得较少。

5. 空气浴加热

空气浴加热就是让热源把局部空气加热，空气再把热能传导给反应容器。电热套加热就是简便的空气浴加热，能从室温加热到300℃左右，是有机实验中最常用的加热方法。安装电热套时，要使反应瓶的外壁与电热套内壁保持1~2cm的距离，以便利用热空气传热和防止局部过热。

三、冷却方法

有些反应由于其中间体在室温下不够稳定，必须在低温下进行，如重氮化反应；有些反应会产生大量的热，需要适当的冷却来控制反应温度；有些操作如重结晶，为使结晶析出较完全，也需要采用冷却方法。冷却技术往往对实验的成败起到关键作用，通常根据实验的不同要求，来选择合适的制冷剂和冷却方法。

1. 自然冷却

将热溶液在空气中放置一段时间，任其自然冷却至室温。

2. 流水冷却

当需要快速冷却时，可将盛有热溶液的容器放在冷水流中冲淋冷却。

3. 冷却剂冷却

最常用的冷却剂是水和冰的混合物，能很好地和容器接触，冷却效果比单用冰块好。将盛有待冷却溶液的容器浸入冰水浴中，可使溶液冷却至 0~5℃。常用的冷却剂及冷却温度范围见表 2-1。

表 2-1　常用冷却剂组成及冷却温度范围

制冷剂	冷却温度/℃	制冷剂	冷却温度/℃
冰-水	0~5	干冰	−60
NH_4Cl＋碎冰(3:10)	−15	干冰＋乙醇	−72
$NaCl$＋碎冰(1:3)	−5~−20	干冰＋丙酮	−78
$NaNO_3$＋碎冰(3:5)	−13~−20	干冰＋乙醚	−100
$CaCl_2 \cdot 6H_2O$＋碎冰(5:4)	−40~−50	液氨＋乙醚	−116
液氨	−33	液氮	−196

在使用低温制冷剂时，要注意：①杜绝用手直接接触低温制冷剂，以免手冻伤；②测量 −38℃ 以下温度时，不能用水银温度计（水银的凝固点为 −38.87℃），应采用装有少许颜料的有机溶剂温度计；③通常将干冰及其混合物放在保温瓶或绝热效果好的容器中，上口用铝箔或棉布覆盖，降低其挥发速度，保持良好的冷却效果。

第三节　化学试剂的取用

根据化学试剂的纯度（杂质含量的多少），实验室里常用化学试剂可以分为优级纯（一级，GR，绿标签）、分析纯（二级，AR，红标签）、化学纯（三级，CP，蓝标签）和实验试剂（四级，LR，黄色、棕色或其他颜色标签）四种规格。根据实验的不同要求，可选用不同级别的试剂。优级纯适用于精密的分析实验和科学研究，可作为基准物质；分析纯适用于一般科学研究和要求较高的定量、定性分析实验；化学纯适用于要求较高的化学实验和要求不高的分析实验；实验试剂只适用于要求不高的一般化学实验。实验所选试剂的规格不是越高越好，应根据实验的具体要求合理选择。不同规格的同一试剂，其价格相差很大，取用时注意节约，防止造成浪费，凡低规格试剂可以满足实验要求的应避免使用高规格试剂。在医用化学实验中，常用的是三级和四级试剂，只有在个别实验中使用二级试剂。

在实验室，固体试剂一般装在广口瓶中；液体试剂盛放在细口瓶或滴瓶中；见光易分解的试剂盛放在棕色瓶中。每个试剂瓶上都要贴标签，标明试剂的名称、规格、浓度和配制日期等。

一、固体试剂的取用

（1）用洁净、干燥的药匙取用固体试剂，注意专匙专用。一般药匙两端分别为大小两个匙，可根据用量多少选用。用过的药匙必须洗净、干燥后才能再使用，以免沾污试剂。

（2）取用试剂时，瓶盖要倒置实验台上，以免污染。试剂取用后，应及时盖上瓶盖（严禁将瓶盖盖错），然后将试剂瓶放回原处。

（3）取药时不要超过指定用量。多取的试剂，不能倒回原瓶，可放在指定的容器中供他人使用。

（4）往试管里加粉末状固体时，为避免药品沾在管口和管壁上，可先使试管倾斜，用药匙或纸槽把药品送到试管底部，然后使试管直立起来。

（5）有毒药品、特殊试剂要在教师指导下取用。

二、液体试剂的取用

（1）从滴瓶中吸取液体试剂时，先提起滴管至液面以上，再按捏胶头排去滴管内空气，然后伸入滴瓶液体中，放松胶头吸入试剂，再提起试管，按捏胶头使试剂滴入容器中。取用试剂时滴管必须保持垂直，不得倾斜或倒立。滴加试剂时，不能将滴管伸入容器中触及盛接容器器壁，应在盛接容器口的正上方将试剂滴入。用后应立即将滴管放回原滴瓶中，不要放错。注意装有试剂的滴管，不能平放或斜放，避免试剂流入橡胶头内而污染试剂或腐蚀橡胶头。

（2）从细口瓶中取用试剂时，应先将瓶盖取下，倒放在实验台面上，一手持盛液的容器（如试管、量筒等），另一手拿起瓶子（注意瓶上的标签应向着手心，以免倒完药品后，残留在瓶口的试剂流下来，腐蚀标签），逐渐倾斜瓶子，瓶口紧靠盛接容器的边缘或沿着洁净的玻璃棒，慢慢倾倒至所需的体积。倾倒完毕，应将试剂瓶口在容器上靠一下，使残留在瓶口处的试剂流入到容器中，然后立即盖紧瓶盖，把瓶子放回原处，注意不要盖错瓶盖。若用滴管从细口瓶中取用少量液体，则滴管一定要洁净、干燥。

（3）准确量取液体试剂时，可用量筒、移液管或滴定管，多取的试剂不能倒回原瓶，可倒入指定容器。实验室中试剂的存放，一般都按照一定的次序和位置，不要随意变动。试剂取用后，应立即放回原处。

第四节　化合物的分离和提纯技术

一、蒸馏

1. 常压蒸馏

液体的分子由于分子运动有从表面逸出的倾向，这种倾向随着温度的升高而增大，进而在液面上部形成蒸气。当分子由液体逸出的速度与分子由蒸气中回到液体中的速度相等时，液面上的蒸气达到饱和，称为饱和蒸气，它对液面所施加的压力称为饱和蒸气压。液体的蒸气压只与温度有关，即液体在一定温度下具有一定的饱和蒸气压。将液体加热时，它的饱和蒸气压随温度的升高而增大，当液体的饱和蒸气压与外界压力（通常是大气压力）相等时，就有大量气泡从液体内部逸出，即液体沸腾，这时液体的温度就是该液体在此压力下的沸点。

蒸馏就是将液体混合物加热到沸腾状态，使液体变成蒸气，然后又将蒸气冷凝为液体的过程。蒸馏是分离和提纯液态有机化合物的最常用的重要方法之一。常压蒸馏（atmospheric distillation）是指在常压条件下操作的蒸馏过程。液体混合物之所以能用蒸馏的方法加以分离，是因为组成混合液的各组分具有不同的挥发度。例如，在常压下，苯的沸点为80.1℃，甲苯的沸点为110.6℃。若将苯和甲苯的混合液在蒸馏瓶内加热至沸腾，混合液部分被汽化。此时，混合液上方蒸气的组成与液相的组成不同，沸点低的苯在气相中的含量增多，而在液相中的含量减少。因而，若部分汽化的蒸气全部冷凝，就得到易挥发组分含量比蒸馏瓶内残留液多的冷凝液，从而达到分离的目的。蒸馏不仅可把挥发性物质与不挥发性的物质分离，也可分离两种或两种以上沸点相差较大（>30℃）的液体混合物。通过蒸馏还可以测定纯液体有机物的沸点及定性检验液体有机物的纯度。

图2-5为常压蒸馏装置示意图，一般是由温度计、蒸馏瓶、冷凝管、接引管和接收瓶所组成。仪器的安装顺序一般先从热源开始，根据热源的高低，用铁夹将圆底烧瓶固定在铁架台上，由下而上、由左到右的顺序，沿馏出液流向逐一装好。固定好圆底烧瓶后，依次安装蒸馏头、温度计、冷凝管、接引管和接收瓶。整套装置的重心必须在同一垂直平面内。常压蒸馏操作时，还应注意以下几点。

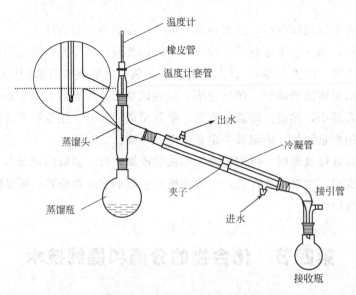

图2-5　常压蒸馏装置示意图

（1）根据蒸馏液的体积，选择大小合适的蒸馏瓶。蒸馏液的体积，一般不能超过蒸馏瓶容积的2/3，也不要少于1/3。

（2）温度计的插入深度应使水银球的上端与蒸馏烧瓶支管口的下端在同一水平线上，以保证在蒸馏时整个水银球能完全处于蒸气中，准确地反映馏出液的温度。

（3）冷凝水应从冷凝管的下口流入，上口流出，以保证冷凝管的套管中始终充满水。

（4）当蒸馏沸点高于140℃的物质时，应改用空气冷凝管。若使用直形冷凝管，冷凝管会因液体蒸气温度较高而炸裂。蒸馏易挥发或易燃液体时，不能用明火加热，否则易引起火灾，故要用水浴、油浴或砂浴加热等。

（5）蒸馏前务必加入沸石，以防止液体暴沸。如果发现未加沸石，应停止加热，等烧瓶内的液体冷却后再补加沸石。如果沸腾一度中止，在重新加热前应放入新的沸石。

(6) 在常压蒸馏装置中，接引管以后必须有与大气相通之处，不能装成密闭体系，否则加热时由于气体体积的膨胀会造成爆炸事故。

(7) 各铁夹不能过紧和过松，以夹住后稍用力尚能转动为宜。

(8) 接收瓶下面需用木块等物垫牢，不可悬空，以免馏出液增多时落下。

(9) 每当一种馏分蒸完后，温度会突然下降，若无其他馏分则可停止加热，否则升高温度继续蒸馏。不要将液体蒸干，以免圆底烧瓶破裂或发生其他意外事故。

(10) 蒸馏完毕，应先停火，然后停止通水。拆除仪器的次序与安装顺序相反，应先取下接收瓶，然后依次拆下接引管、冷凝管、温度计、蒸馏头和圆底烧瓶。

2. 减压蒸馏

液体的沸点是它的蒸气压等于外界压力时的温度，因此液体的沸点是随外界压力的变化而变化的，如果借助于真空泵降低系统内压力，就可以降低液体的沸点，这就是减压蒸馏操作的理论依据。这种在较低压力下进行蒸馏的操作称为减压蒸馏，它特别适用于那些在常压蒸馏时未达到沸点即已受热分解、氧化或聚合的物质。当压力降低到 1.3～2.0kPa（10～15mmHg，1mmHg=133.322Pa，余同）时，许多有机化合物的沸点可以比其常压下的沸点降低 80～100℃。因此，减压蒸馏对于分离、提纯沸点较高或性质不太稳定的液态有机化合物具有特别重要的意义。所以，减压蒸馏亦是分离提纯液态有机物的一种重要方法。

一般把压力范围划分为几个等级："粗"真空（10～760mmHg），一般可用水泵获得；"次高"真空（<0.001～1mmHg），可用油泵获得；"高"真空（<10^{-3}mmHg），可用扩散泵获得。

(1) 减压蒸馏装置　图 2-6 是常用的减压蒸馏装置，整个装置可分为蒸馏、减压以及在它们之间的保护和测压装置三部分。

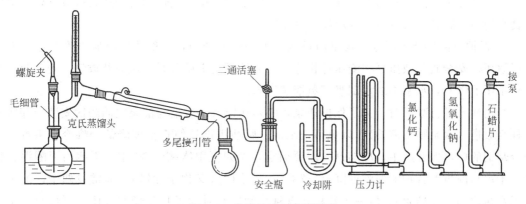

图 2-6　常用的减压蒸馏装置

① 蒸馏部分　在克氏蒸馏头的直口处插一根毛细管，距瓶底 1～2mm，保证毛细管有一定的出气量。毛细管上端加一节乳胶管并插入一根细铜丝，用螺旋夹夹住，螺旋夹用以调节进入空气的量，使极少量的空气进入液体，呈微小气泡冒出，起到搅拌和汽化中心的作用，防止液体暴沸。因为在减压条件下沸石已不能起汽化中心的作用。可用蒸馏烧瓶作接收器，如果蒸馏不能中断或要分段接收馏出液时，则要采用两尾或多尾接引管。多尾接引管的

几个分支管和作为接收器的圆底烧瓶连接起来。转动多尾接引管，就可使不同的馏分进入指定的接收器中。要根据蒸出液体的沸点的不同，选择合适的热浴和冷凝管。

② 减压（抽气）部分　实验室通常使用的减压泵有水泵和油泵两种，若不需要很低的压力时可用水泵。如果水泵的构造好，且水压又高时，其抽空效率可以达到 1067～3333Pa（8～25mmHg）。水泵所能抽到的最低压力，理论上相当于当时水温下的水蒸气压力。例如，水温在 25℃、20℃、10℃ 时，水蒸气压力分别为 3200Pa、2400Pa、1203Pa（24mmHg、18mmHg、9mmHg）。用水泵抽气时，应在水泵前装上安全瓶，以防水压下降时，水流倒吸。停止蒸馏时要先放气，然后关水泵。

若需要较低的压力，那就要用油泵了，好的油泵应能抽到 133.3Pa（1mmHg）以下。油泵的好坏决定于其机械结构和油的质量，使用油泵时必须把它保护好。如果蒸馏挥发性较大的有机溶剂时，有机溶剂会被油吸收，结果增加了蒸气压，从而降低了抽空效能；如果是酸性蒸气，那就会腐蚀油泵；如果是水蒸气就会使油成乳浊液破坏真空油。因此，使用油泵时必须注意下列几点。

a. 蒸馏系统和油泵之间，必须装有吸收装置。吸收装置的作用是吸收对油泵有损害的各种气体或蒸气，借以保护减压设备。吸收装置一般由下述几部分组成：ⅰ. 冷却阱，用来冷凝水蒸气和一些挥发性物质，冷却阱外用冰-盐混合物冷却；ⅱ. 氢氧化钠吸收塔，用来吸收酸性蒸气；ⅲ. 硅胶（或用无水氯化钙）干燥塔，用来吸收经捕集管和氢氧化钠吸收塔后还未除净的残余水蒸气，若蒸气中含有碱性蒸气或有机溶剂蒸气的话，则要增加碱性蒸气吸收塔和有机溶剂蒸气吸收塔等。

b. 蒸馏前必须先用水泵彻底抽去系统中的有机溶剂的蒸气。

c. 如能用水泵抽气的，则尽量使用水泵。如蒸馏物中含有挥发性杂质，可先用水泵减压抽除，然后改用油泵。

减压系统必须保持密封不漏气，所有的橡胶塞的大小和孔道都要合适，橡胶管要用厚壁的真空用的橡胶管。磨口玻璃塞应涂上真空脂。

③ 保护及测压装置部分　在泵前还应接上一个安全瓶，一般用吸滤瓶作安全瓶，因其壁厚耐压，安全瓶与减压泵和测压计相连，二通活塞用来调节系统压力及放气。安全瓶还可防止水压下降时，水泵中的水倒吸至蒸馏装置内。

当用油泵进行减压时，为了保护油泵，必须在馏液接收器与油泵之间顺次安装冷却阱和几种吸收塔（水泵则不需要），以免污染泵油、腐蚀机件致使真空度降低。将冷却阱置于盛有冷却剂的广口保温瓶中，冷却剂按需要而定，例如可用冰-盐、冰-水、干冰与丙酮混合物等，干冰与丙酮混合物能使温度降至 $-78℃$。吸收塔（又称干燥塔），通常设两个，前一个装无水氯化钙（或硅胶），后一个装粒状氢氧化钠。有时为了吸除烃类气体，可再装一个石蜡片吸收塔。

实验室通常采用水银压力计来测量系统的压力。开口式水银压力计装汞方便，比较准确，所用玻璃管的长度需超过 760mm。U 形管两臂汞柱高度之差即为大气压力与系统中压力之差。因此，蒸馏系统内的实际压力（真空度）应为大气压力（以毫米汞柱表示）减去这一汞柱之差。封闭式水银压力计的优点是轻巧方便，两臂液面高度之差即为蒸馏系统中的真空度，使用时应避免水或脏物进入压力计内，水银柱中也不得有残留的空气，否则将影响测定的准确性。

(2) 减压蒸馏操作　按图 2-6 安装好仪器（注意安装顺序），检查蒸馏系统是否漏气。方法是旋紧毛细管上的螺旋夹，打开安全瓶上的二通活塞，然后开泵抽气（如用水泵，这时应开至最大流量），逐渐关闭安全瓶上的二通活塞，从压力计上观察系统所能达到的真空度，如果达不到所需的真空度，应检查装置中各部分的塞子和橡胶管的连接是否紧密，必要时可用熔融的石蜡密封，磨口仪器可在磨口接头的上部涂少量真空油脂进行密封（密封应在解除真空后才能进行）。如果超过所需的真空度，可小心地旋转活塞，慢慢引入少量空气以调节所需的真空度。检查完毕后，缓慢打开安全瓶的活塞，使系统与大气相通，压力计缓慢复原，关闭油泵，停止抽气。

在克氏蒸馏瓶中，装入被蒸馏液体（以不超过其容积的 1/2 为宜），开泵减压，小心调节安全瓶上的二通活塞达到实验所需真空度，调节毛细管上的螺旋夹，使液体中有连续平稳的小气泡通过。当调节到所需真空度时，通入冷凝水，选用合适的热浴加热蒸馏。加热时，蒸馏烧瓶的圆球部分至少应有 2/3 浸入热浴中。控制浴温比待蒸馏液体的沸点高 20~30℃，使馏出速度为每秒 1~2 滴。在整个蒸馏过程中，都要密切注意温度计和压力计的读数。

蒸馏完毕，应先移去热源，取下热浴装置，待稍冷后，旋开毛细管上的螺旋夹，缓慢打开安全瓶上的活塞解除真空，待系统内外压力平衡后方可关闭减压泵，拆卸仪器。

二、萃取

萃取是利用化合物在两种互不相溶（或微溶）的溶剂中溶解度或分配系数的不同，使化合物从一种溶剂内转移到另外一种溶剂中，经过反复萃取，将绝大部分的化合物提取出来的方法。萃取是分离或提纯化合物的常用操作之一。按萃取两相的不同，萃取可分为液-液萃取和固-液萃取。液-液萃取是用溶剂从液体混合物中分离所需的物质，固-液萃取是用溶剂从固体混合物中分离所需的物质。

1. 液-液萃取（liquid-liquid extraction）

分配定律（distribution law）是液-液萃取方法的主要理论依据。在一定温度下，同一种物质（M）在两种互不相溶的溶剂（A，B）中遵循如下分配原理：

$$K = \frac{c_A}{c_B}$$

式中，c_A 为溶质在原溶液中的浓度；c_B 为溶质在萃取剂中的浓度；K 为分配系数。

若被萃取溶液的体积为 V_A，被萃取溶液中溶质有机物的总质量为 m_0（g），每次萃取所用溶剂 B 的体积均为 V_B，m_1、…、m_n 分别为萃取 1~n 次后留在溶剂 A 中的有机物的质量（g），K 为分配系数。根据 K 的定义进行以下推导：

一次萃取：$K = \dfrac{c_A}{c_B} = \dfrac{m_1/V_A}{(m_0-m_1)/V_B}$　　$m_1 = m_0 \dfrac{KV_A}{KV_A+V_B}$

二次萃取：$K = \dfrac{m_2/V_A}{(m_1-m_2)/V_B}$　　$m_2 = m_1 \dfrac{KV_A}{KV_A+V_B} = m_0 \left(\dfrac{KV_A}{KV_A+V_B}\right)^2$

n 次萃取：$m_n = m_0 \left(\dfrac{KV_A}{KV_A + V_B} \right)^n$

从上述式中可以看出，m_0 是一定值，要使 m_n 值减小，最好增加 n 值，也就是说当把一定量的溶剂分成几份多次萃取时比用全部量的溶剂一次萃取，残留在水中的有机物少得多，即以"少量多次"萃取效率高。

例：在 100mL 水中溶有 5.0g 有机物，用 50mL 乙醚萃取，分别计算用 50mL 一次萃取和分二次萃取后剩余的有机物质量各是多少（设分配系数为水：乙醚＝1∶3）？

解：按上列推导式，50mL 乙醚一次萃取后，有机物在水中的剩余量为：

$$m_1 = 5.0 \times \dfrac{\dfrac{1}{3} \times 100}{\dfrac{1}{3} \times 100 + 50} = 2.0 \text{ (g)}$$

如果用 50mL 乙醚以每次 25mL 萃取二次后，有机物在水中的剩余量为：

$$m_2 = 5.0 \times \left(\dfrac{\dfrac{1}{3} \times 100}{\dfrac{1}{3} \times 100 + 25} \right)^2 = 1.6 \text{ (g)}$$

但是，连续萃取的次数不是无限度的，当萃取剂总量保持不变时，萃取次数 n 增加，V 就会减小；当 $n > 5$ 时，n 和 V 这两个因素的影响就几乎相互抵消了，再增加 n，m/m_{n+1} 的变化不大，萃取效率增加已很小。实际操作中，一般以萃取三次为宜。

萃取剂要求与原溶剂不相混溶，对被提取物质溶解度大，纯度高，沸点低，毒性小，价格低等。常用的萃取剂有乙醚、苯、四氯化碳、石油醚、氯仿、二氯甲烷和乙酸乙酯等。萃取的目的是分离和提纯，液体物质的萃取常用分液漏斗。

2. 固-液萃取（solid-liquid extraction）

固体物质的萃取是利用固体物质在液体溶剂中的溶解度不同来达到分离提取的目的。若待提取物对某种溶剂的溶解度大，可采用浸出法（leaching method）；若待提取物的溶解度小，则采用加热提取法（heating extraction）。

加热提取法常采用索氏提取器［Soxhlet 提取器，图 2-7(a)］和普通回流装置［图 2-7(b)］。索氏提取器运用回流（reflux）及虹吸（siphon）原理，使固体物质每次均为纯溶剂所萃取，效率较高。萃取前先将固体物质研细，以增加液体浸渍的面积，将固体物质用滤纸包成圆柱状（其直径稍小于提取管的内直径，且高度不能高于虹吸管），置于提取管中。提取管的下端通过磨口与装有溶剂的烧瓶连接，上端接上冷凝管。加热溶剂至沸腾，蒸气通过玻璃管上升，被冷凝管冷凝成液体，滴入提取管中，浸渍滤纸包成圆柱状的固体物，当液面超过虹吸管的最高处时，即发生虹吸

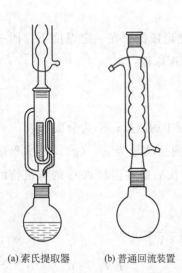

(a) 索氏提取器　　(b) 普通回流装置

图 2-7　液-固萃取装置

流回烧瓶，如此反复，萃取出的溶于溶剂的部分物质随液体流到烧瓶内，达到提取分离的目的。

回流装置可进行化学反应，也可用于提取化合物。在普通回流装置中，将固体物质与溶剂置于圆底烧瓶中加热，固体中的组分进入溶液中，溶液中某组分的含量取决于该组分在溶剂中的溶解度［图2-7(b)］。

三、重结晶和过滤

许多固态有机化合物的精制常需要重结晶提纯，重结晶提纯法的原理是利用混合物中各组分在某种溶剂中的溶解度不同，而使它们相互分离。

1. 重结晶的主要步骤

（1）将粗产品溶解于沸腾或近沸腾的适宜溶剂中，制成饱和溶液。

（2）若溶液含有色杂质，可加活性炭煮沸。

（3）将热溶液趁热过滤以除去不溶物质及活性炭。

（4）将滤液冷却，析出结晶。

（5）减压过滤分离母液，分出结晶体或杂质。

（6）洗涤结晶，除去附着的母液。

（7）干燥结晶，测定熔点。如果发现其纯度不符合要求时，可重复上述操作，直至熔点不再改变。

2. 溶剂的选择

在重结晶中选择适宜的溶剂是非常重要的，否则达不到纯化的目的，作为适宜的溶剂，要符合下面几个条件。

（1）与被提纯的有机化合物不起化学反应。

（2）对被提纯的有机化合物应在热溶剂中易溶，而在冷溶剂中几乎不溶。

（3）如果杂质在热溶剂中不溶，则趁热过滤除去杂质；若杂质在冷溶剂中易溶，则留在溶剂中，待结晶后再分离。

（4）对要提纯的有机化合物能生成较整齐的晶体。

（5）溶剂的沸点，不宜太低，也不宜太高。若过低时，溶解度改变不大，难分离，且操作也难；过高时，附着于晶体表面的溶剂不易除去。

（6）价廉易得。

常用的溶剂有水、乙醇、丙酮、石油醚、四氯化碳、苯和乙酸乙酯等。

在选择溶剂时应根据"相似相溶"的一般原理。溶质往往易溶于结构与其相似的溶剂中。如果难于找到一种合用的溶剂时，则可采用混合溶剂。混合溶剂一般由两种能以任何比例互溶的溶剂组成，其中一种对被提纯物质的溶解度较大，而另一种对被提纯物质的溶解度较小。一般常用的混合溶剂有乙醇与水、乙醇与丙酮、乙醇与石油醚、苯与石油醚等。

3. 固体物质的溶解

使用易燃溶剂时，必须按照安全操作规程进行，不可粗心大意！

有机溶剂往往易燃或具有一定的毒性，也有两者兼具的，操作时要熄灭邻近的一切明火，最好在通风橱内操作。常用三角烧瓶（锥形瓶）或圆底烧瓶作容器，因为瓶口较窄，溶剂不易挥发，又便于摇动促进固体物质溶解。

溶解操作是将待重结晶的粗产物放入窄口容器中，加入比计算量略少的溶剂，然后逐渐添加至恰好溶解，最后再多加 20%～100% 的溶剂将溶液稀释，否则趁热过滤时容易析出结晶。若用量为未知数，可先加入少量溶剂，煮沸若仍未全溶，则渐渐加至恰好溶解，每次加入溶剂均要煮沸后再作出判断。

4. 杂质的除去

溶液中如有不溶性物质时，应趁热过滤。热水漏斗见图 2-8，它是把玻璃漏斗套在一个金属制的热水漏斗套里。热水漏斗套的两壁间充水，如果溶剂是水时，可加热热水漏斗的侧管；如果溶剂是可燃性的，务必熄灭火焰。过滤时要用少量溶剂润湿滤纸，避免滤纸在过滤时因吸附溶剂而使结晶析出。如溶液中含有色物质时，则要脱色，待溶液冷却后加入活性炭脱色。活性炭的用量根据杂质颜色的深浅而定，一般用量为固体质量的 1%～5%，煮沸 5～10min，不断搅拌，如一次脱色效果不好，可再加少量的（1%～2%）活性炭，重复操作。

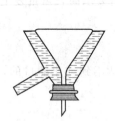 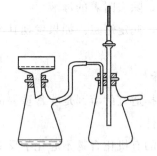

图 2-8　热水漏斗　　　　图 2-9　抽滤装置

5. 晶体的析出

将趁热过滤收集的热滤液静置，让它慢慢地冷却下来，溶质将会从溶液中析出。在某些情况下，则需要更长的时间才能析出晶体，此时不要急冷滤液，因为这样形成的结晶会很细。但也不要使形成的晶体过大，否则在晶体中会夹杂母液，造成干燥困难，当看到有大晶体正在形成时，摇动使之形成均匀的小晶体。

如果溶液冷却后仍不结晶，可向溶液中投入"晶种"，或用玻璃棒摩擦器壁诱导晶体形成。

6. 结晶的收集和洗涤

把结晶从母液中分离出来，通常用抽气过滤（或称减压过滤，简称抽滤）方法，装置见图 2-9。减压可以加速过滤，也可把沉淀抽吸得比较干燥，但不适用于胶状沉淀和颗粒太小的沉淀的过滤。其装置包括布氏漏斗、抽滤瓶和水泵（或油泵）三部分。其原理是利用水泵（或油泵）将抽滤瓶中的空气抽出，使其减压，造成布氏漏斗的液面与瓶内压力差，从而提高过滤速度。使用瓷质的布氏漏斗，漏斗上配有橡胶塞，装在玻璃质的抽滤瓶上，抽滤瓶的支管上套入一根橡胶管，利用它与抽气装置连接起来。所用的滤纸应比漏斗底部的直径略小,过滤前应先用溶剂润湿滤纸,轻轻抽气,务必使滤纸紧紧贴在漏斗上,继续抽气,把要过滤的混合物倒入布氏漏斗中,使固体物质均匀地分布在整个滤纸面上,用少量滤液将黏附在容器壁上的结晶洗出,抽气到几乎没有母液滤出时,用玻璃瓶塞或玻璃钉将结晶压干,尽量除去母液,滤得的固体称作滤饼。为了除去结晶表面的母液,应进行洗涤滤饼的工作。洗涤前将连接抽滤瓶的橡胶管拔开,关闭抽气泵,把少量溶剂均匀地洒在滤饼上,使全部结晶刚好被溶剂盖住为度,重新接上橡胶管,开启抽气泵把溶剂抽出,重复操作二次,就可把滤饼洗净。

用重结晶法纯化后的晶体,其表面还吸附有少量溶剂时,应根据所用溶剂及结晶的性质选择恰当的方法进行干燥。

四、升华

升华(sublimation)是指物质从固态不经过液态而直接转变为气态的过程。升华是纯化固体有机化合物的一种方法。固体化合物的蒸气压和固体化合物表面所受压力相等时的温度,称为该物质的升华点(sublimation point)。

通过物质三相平衡图(three-phase equilibrium graph),我们可以控制升华的条件,图2-10中,曲线 ST 表示固相与气相平衡时固体的蒸气压曲线;曲线 TW 表示液相与气相平衡时液体的蒸气压曲线;曲线 TV 表示固相、液相两相平衡时的温度和压力,它指出了压力对熔点的影响。三曲线相交点为三相点(triple point),在此点上,固、液、气三相可同时并存。

樟脑、蒽醌、固态硫等在三相点以下蒸气压较高,固态物质可以在固、气两相的三相点温度以下进行升

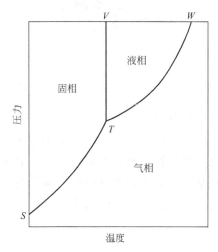

图2-10 物质三相平衡图

华。若升高温度,固体不经过液相直接转变成气相;若降低温度,气相也不经过液相直接转变成固相。

利用升华可以除去不挥发性杂质或分离挥发度不同的固态物质,并可得到较高纯度的产物。一般来说,结构上对称性较高的物质具有较高的熔点,且在熔点时具有较高的蒸气压(高于2.66kPa),易于用升华来提纯。此外,常压下其蒸气压不大或受热易分解的物质,常用减压升华的方法进行提纯。由于操作时间常长,产物损失较大,通常实验室中仅用升华来提纯少量(1~2g以下)的固态物质。

用升华法提纯固体,必须满足以下两个必要条件:

(1)被纯化的固体要有较高的蒸气压;

(2)固体中杂质的蒸气压应与被纯化固体的蒸气压有明显的差异。

1. 常压升华

图2-11(a)是常压下常用的简易升华装置。将待升华的样品研碎后放入蒸发皿中,上面盖一张刺有许多小孔的滤纸,取一个直径略小于蒸发皿的大小合适的玻璃漏斗倒置在滤纸上

面作为冷凝面，漏斗颈用棉花轻塞，防止蒸气逸出。下面用石棉网或砂浴缓慢加热，待升华的样品的蒸气通过滤纸孔上升，冷却后凝结在滤纸上或漏斗的冷凝面上。必要时，漏斗壁上可以用湿滤纸冷却。升华结束时，先移去热源，稍冷后，小心拿下漏斗，轻轻揭开滤纸，将凝结在滤纸正反两面的晶体刮到干净的表面皿上。较大量物质的升华可用图 2-11(b) 所示的装置。操作时把待升华的样品放入烧杯内，用通水冷却的圆底烧瓶作为冷凝面，使待升华的蒸气在烧瓶底部凝结成晶体并附着在瓶底上。

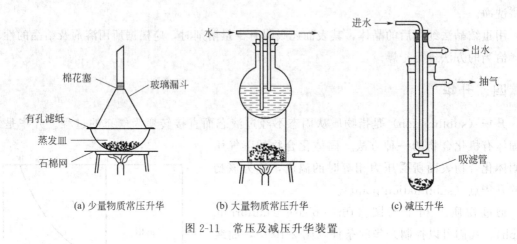

(a) 少量物质常压升华　　(b) 大量物质常压升华　　(c) 减压升华

图 2-11　常压及减压升华装置

2. 减压升华

图 2-11(c) 是减压升华的装置。把欲升华的物质（升华前要充分干燥）放在吸滤管内，吸滤管上装有指形冷凝管，内通冷却水，通常用油浴加热，并视具体情况用油泵或水泵抽气减压，使升华的物质冷凝于指形冷凝管的外壁上。升华结束后应慢慢使体系接通大气，以免空气突然冲入而把指形冷凝管上的晶体吹落，取出指形冷凝管时也要小心轻拿。

五、色谱法

色谱分离技术是 20 世纪初在研究植物色素时发现的一种分离方法。1906 年，俄国植物学家米哈伊尔·茨维特用碳酸钙填充竖立的玻璃管，以石油醚洗脱植物色素的提取液，经过一段时间洗脱之后，植物色素在碳酸钙柱中实现分离，由一条色带分散为数条平行的色带。由于这一实验将混合的植物色素分离为不同的色带，色谱一词由此得名。色谱法又称层析法，色谱法的本质是待分离物质在固定相和流动相之间分配平衡的过程，不同的物质在两相之间的分配会不同，这使其随流动相移动速度各不相同，随着流动相的移动，混合物中的不同组分在固定相上相互分离。

色谱法与经典的分离提纯手段相比，具有简便、高效、灵敏及准确的优点，是医药、卫生、化工等领域中不可缺少的实验手段。随着科学技术迅速发展，先后出现了全自动气相色谱仪、高效液相色谱仪等，使色谱法这一分离、分析技术的灵敏度及自动化程度有了极大的提高。

色谱法按其作用原理不同，可以分为吸附色谱、分配色谱、离子交换色谱、凝胶色谱、亲和色谱等类别；按其操作条件不同，可分为柱色谱、薄层色谱、纸色谱、气相色谱和高效气相色谱。下面介绍柱色谱、薄层色谱和纸色谱。

1. **柱色谱**

柱色谱又称为柱层析，色谱分离原理有"吸附色谱分离原理""分配色谱分离原理"。吸附色谱分离是根据物质在吸附柱上吸附能力大小不同、在洗脱剂中溶解能力大小不同，达到分离物质目的的一种方法。色谱柱装置图如图 2-12 所示，例如混合物中有 A 物质、B 物质，物质的量分别为 n_A、n_B。假设 A 物质易解吸而被吸附较难，B 物质易被吸附而难解吸。A 物质通过吸附溶解交换，被吸附量：解吸量＝1∶9；B 物质被吸附量：解吸量＝9∶1。将吸附柱人为分为第一层、第二层、第三层……如图 2-13 所示。

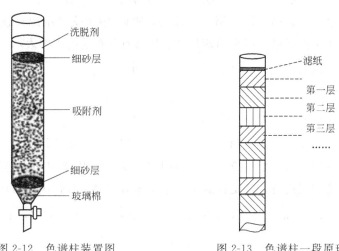

图 2-12　色谱柱装置图　　　图 2-13　色谱柱一段原理图

任何层中交换如此进行：A 物质 90％被溶解，随流动相到达下一层，仍有 10％留在原层；而 B 物质 10％被溶解，随流动相到达下一层，仍有 90％留在原层。

首先混合物在第一层均被吸附，用框表示：

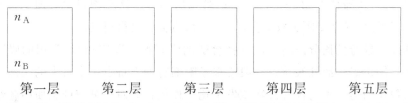

流动相（即洗脱剂）加入，首先在第一层进行吸附-溶解（解吸）交换，交换后溶于溶液的物质随流动相进入第二层，仍被吸附的物质留在第一层。A、B 物质在第一层、第二层分布情况用框表示：

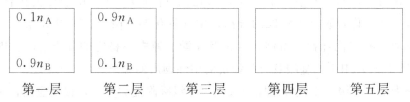

流动相（洗脱剂）继续进入第一层，然后流经第二层，并在每层进行吸附-溶解交换。第一层吸附的 A、B 物质经交换后，仍被吸附的量为 $0.01n_A$、$0.81n_B$；被解吸的 A、B 物质的量为 $0.09n_A$、$0.09n_B$，随流动相到达第二层。

第二层：A、B物质分别为两部分，从第一层流下来的量和保留下来的量。在第一层流动相把物质解吸附到第二层的同时，原来在第二层的物质同时进行吸附-溶解交换进入第三层。结果有 $0.09n_A$、$0.09n_B$ 仍被吸附在第二层，有 $0.81n_A$、$0.01n_B$ 随流动相进入第三层。第一到第三层 A、B 物质分布情况用框表示：

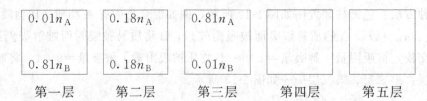

第一层　　　第二层　　　第三层　　　第四层　　　第五层

流动相继续经第一层、第二层、第三层流动，吸附-溶解交换继续逐次在第一层、第二层、第三层进行。经交换后第一层至第四层 A、B 物质分布情况用框表示：

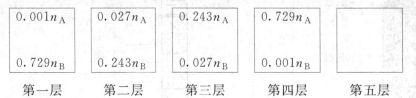

第一层　　　第二层　　　第三层　　　第四层　　　第五层

流动相再经第一层、第二层、第三层、第四层流动，吸附-溶解交换继续同时在第一层、第二层、第三层、第四层进行，经交换后第一层至第五层 A、B 物质分布情况用框表示：

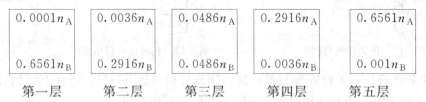

第一层　　　第二层　　　第三层　　　第四层　　　第五层

从上面 A、B 物质分布图可看出：A 物质绝大部分（94.77%）到达第四、第五层；B 物质绝大部分（94.77%）还滞留在第一、第二层；第三层 A、B 物质均很少，即 A、B 物质基本达到分离。随着吸附-溶解交换次数增多，A、B 物质会分离得更彻底。

（1）吸附剂的选择　进行色谱分离时，应选择合适的吸附剂（固定相），常用的吸附剂有：硅胶 G、氧化镁、氧化铝、活性炭等。一般要求吸附剂有如下特点：①有大的表面积和一定的吸附能力；②颗粒均匀，不与被分离物质发生化学作用；③对被分离的物质中各组分的吸附能力不同。目前常用的吸附剂吸附极性化合物能力的顺序为：纸＜纤维素＜淀粉＜糖类＜硅酸镁＜硫酸钙＜硅酸＜硅胶＜氧化镁＜氧化铝＜活性炭。

氧化铝吸附剂有碱性、酸性、中性三种。碱性氧化铝（pH 9～10）用于烃类化合物、对碱稳定的中性色素、甾类化合物、生物碱的分离；中性氧化铝（pH 7.5）应用最广，用于分离生物碱、挥发油、萜类化合物、甾体化合物及在酸、碱中不稳定的苷类、酯、内酯等；酸性氧化铝（pH 4～5）用于氨基酸及对酸稳定的中性物质的分离。

氧化铝的活性分为Ⅰ～Ⅴ级，Ⅰ级吸附能力太强，Ⅴ级吸附能力太弱，很少应用，一般用Ⅱ～Ⅲ级。

硅胶也是常用的吸附剂，系多孔性的硅氧环（—Si—O—Si—）交链结构，骨架表面有很

多 $-\underset{|}{\overset{|}{Si}}-OH$，—OH 能吸附极性分子，常用于有机酸、氨基酸、萜类、甾体类化合物的分离。

吸附剂的吸附能力（活性）与其含水量有关，含水量越大，吸附剂的活性越小。故常用加热"活化"来降低含水量，加大活性。如氧化铝放在高温炉（350～400℃）烘烤 3h，得无水氧化铝，然后加入不同量的水分，即得不同活性的氧化铝；硅胶在 105～110℃烘箱中恒温 0.5～1h，可达到活化目的。

（2）洗脱剂（流动相）的选择　吸附剂选择的原则是根据被分离物质各组分的极性大小和在洗脱剂中溶解度的大小进行选择。即洗脱剂对被分离各种组分溶解能力不同，容易溶于洗脱剂而又不太易被吸附剂吸附的组分，优先随洗脱剂被洗出来；不易溶于洗脱剂而易被吸附剂吸附的组分，被洗脱的速度慢，从而达到分离物质的目的。各组分在洗脱剂中的溶解能力，基本上是"相似相溶"，即洗脱极性大的组分，选用极性大的洗脱剂（如水、乙醇、氨等）；极性小的组分宜选用极性小的洗脱剂（如石油醚、乙醚等）。常用洗脱剂按极性大小顺序可排列如下：

石油醚（低沸点＜高沸点）＜环己烷＜四氯化碳＜三氯甲烷＜乙醚＜甲乙酮＜二氧六环＜乙酸乙酯＜正丁醇＜乙醇＜甲醇＜水＜吡啶＜乙酸。

另外，被分离物质与洗脱剂不发生化学反应，洗脱剂要求纯度合格，沸点不能太高（一般为 40～80℃之间）。

实际上单纯一种洗脱剂有时不能很好分离各组分，故常用几种吸附剂按不同比例混合，配成最合适的洗脱剂。

（3）操作方法　柱色谱操作方法分为装柱、加样、洗脱、收集、鉴定五个步骤。

① 装柱　装色谱柱方法有干法装柱和湿法装柱两种。

干法装柱：将干燥吸附剂，经漏斗均匀地成一细流慢慢装入柱中，时时轻敲打玻璃管，使柱填得均匀，有适当的紧密度，然后加入溶剂，使吸附剂全部润湿。此法优点是简便，缺点是易产生气泡。

湿法装柱：将低极性洗脱剂与一定量的吸附剂调成液态，快速倒入装有一定溶剂的柱中，将柱下的活塞打开，使溶剂慢慢流出，吸附剂渐渐沉于柱底。在此过程中要注意防止气泡的产生。

吸附剂用量，一般为被分离物质的量的 30～50 倍。如果被分离组分性质相接近，吸附剂用量要更大些，甚至达到 100 倍。柱高与柱直径比约为 7.5∶1。

② 加样　样品为液体时，可直接加样；样品为固体时，可选择合适溶剂溶解为液体再加样。加样时，要沿管壁慢慢加入至柱顶部，勿使样品搅动吸附剂表面。放开下部活塞，样品会慢慢进入吸附剂中，待样品刚好全部进入吸附剂中，关闭活塞。剪一个比柱直径略小的滤纸放入，再加入干净的石英砂或无水硫酸钠等把吸附剂压实。再小心加入流动相（洗脱剂），此时样品集中在柱顶端一小范围的区带。

③ 洗脱　在柱顶用一滴液漏斗，不断加入洗脱剂，使洗脱剂永远保持有适当的量，防止洗脱剂表面流干，调节活塞开关大小，使流动相流速适当。流速过快，组分在柱中吸附-溶解未能平衡，影响分离效果；流速太慢，则会延长整个操作时间。

④ 收集　各组分如果均有颜色,分离情况则可直接观察、直接收集各种不同颜色的组分即可。但多数情况是各组分无颜色,一般采用多次、小份收集方法,然后对每份收集液进行定性检查;根据检查结果,合并组分相同的收集液,蒸去洗脱剂,留待做进一步的结构分析。

⑤ 鉴定　对各种组分进行结构分析,在此不作介绍。

2. 薄层色谱

薄层色谱(TLC),是将适宜的固定相涂布于玻璃板、塑料或铝基片上,成一均匀薄层(约 0.25~1mm 厚),待点样、展开后,根据比移值(R_f)与适宜的对照物按同法所得的色谱图的比移值(R_f)作对比,用以进行药品的鉴别、杂质检查或含量测定的方法。薄层色谱是快速分离和定性分析少量物质的一种很重要的实验技术,也用于跟踪反应进程。

薄层色谱能否成功,与样品、吸附剂、展开剂及薄层厚度等多个因素有关。

(1) 吸附剂的选择　吸附剂与柱色谱相同,不同之处是要求更细(一般约 200 目)。颗粒太大,展开速度太快,分离效果不好;颗粒太小,展开速度太慢,易出现拖尾、斑点不集中等现象。欲使吸附剂与玻璃板粘接牢,常加入少量黏合剂[如羧甲基纤维素钠(CMC-钠)、煅石膏($2CaSO_4 \cdot H_2O$)、淀粉等],加有黏合剂的薄层板叫硬板,未加黏合剂的薄层板叫软板。

常用的吸附层有硅胶和氧化铝两类。其中不加任何黏合剂的以 H 表示,如硅胶 H、氧化铝 H;加煅石膏的用 G 表示,如硅胶 G、氧化铝 G;加有荧光剂的用 F 表示,如硅胶 HF_{254},氧化铝 HF_{254},加入荧光剂是为了显色的方便。一般的色谱板选用 GF_{254} 型号的硅胶或氧化铝进行制备。薄层色谱用的氧化铝也有酸性、中性、碱性之分,也分五个活性等级,选择原则同柱色谱。

(2) 薄层板的制备　薄层板制备的好坏直接影响分离效果,要求尽量均匀、厚度一致,否则展开时展开剂前沿不整齐,R_f 值不易重复。制板方法是:将调和均匀的具有适当黏度的吸附剂糊状物铺在干净的玻璃板上(玻璃板的洁净十分关键),再在平台上轻轻振动,使吸附剂均匀流布。铺好后的板在室温下自然晾干(晾干速度比较关键,关系到铺板是否会开裂),后置烘箱中加热活化。

不同吸附剂吸水量不同,加水量及活化温度、活化时间也不同。铺板的加水量及薄板活化时间见表 2-2,活化后的薄层板放干燥器中备用。

表 2-2　铺板的加水量及薄板活化时间

薄层板类型	吸附剂:水的量	活化温度/℃	活化时间/h	活度
氧化铝 G	1:2	250	4	Ⅱ
氧化铝-淀粉	1:2	150	4	Ⅲ~Ⅴ
硅胶 G	1:2 或 1:3	105	0.5	
硅胶-(CMC-Na)	1:2(0.7% CMC-Na 溶液)	110	0.5	
硅胶-淀粉	1:2	110	0.5	
硅藻土	1:2	105	0.5	

(3) 展开剂的选择　薄层色谱展开剂的选择与柱色谱洗脱剂的选择相同,极性大的化合

物需用极性大的展开剂,极性小的化合物需用极性小的展开剂。一般情况下,先选用单一展开剂,如乙酸乙酯、氯仿、乙醇等,如发现样品组分的 R_f 值较大,可改用或加入适量极性小的展开剂,如石油醚等。反之,若样品的 R_f 值较小,则可加入适量极性较大的展开剂展开。在实际工作中,常用二种或三种溶剂的混合物作展开剂,这样更有利于调配展开剂的极性,改善分离效果。通常希望 R_f 值在 0.2~0.8 范围内,最理想的 R_f 值在 0.4~0.6 之间。

3. 纸色谱

纸色谱是一种分配色谱,以滤纸作载体,是色谱法的一种。滤纸由纤维素组成,纤维素上有多个—OH,能吸附水(一般纤维能吸附 20%~25% 水分),以水作为固定相,采用与水不相混溶的有机溶剂作为流动相。当样品点在滤纸一端,放在一密闭容器中,让流动相通过毛细管作用从滤纸一端经过点样点流向另一端,样品中溶质在固定相水、流动相有机溶剂中进行分配,因样品中不同溶质在两相中分配系数不同,易溶于流动相中而难溶于水中的组分,随流动相往前移动速度快些,而易溶于固定相而难溶于流动相的组分,随流动相向前移动速度慢些,从而达到将不同组分分离的目的。也可用测定 R_f 值方法对不同组分进行鉴定。

纸色谱常用作多官能团或极性较大的化合物,如糖类、酯类、生物碱、氨基酸等化合物的分离。因为其设备简单、试剂用量少、便于保存而为实验室常用方法。

纸色谱的操作分为滤纸的选择与处理、展开剂的选择、样品处理、点样、展开、显色和结果处理(测量 R_f 值)等。

(1) 滤纸的选择与处理　滤纸要求质地均匀、平整、边缘整齐、无折痕、有一定力学强度;滤纸纸质要求纯度高、无杂质、无明显萤光斑点,以免与色谱斑点相混淆;滤纸纤维松紧要适宜,过紧则展开太慢,过松则斑点扩散。实验室用的滤纸可适用于一般的纸色谱分析。严格的研究工作中则需慎重选择色谱分析用纸,并要进行净化处理。例如分离酸性、碱性物质时,为保持恒定的酸碱度,可将滤纸浸泡在一定 pH 值的缓冲液中,进行预处理后再用。

(2) 展开剂的选择　选择展开剂,要考虑被分离物质在两相中的溶解度,还要考虑展开剂的极性。即选择被分离物质在固定相(水)和流动相(有机溶剂)中溶解度不同,不同组分在两相中分配系数不同的展开剂。展开剂一般是多种溶剂混合而成的混合溶剂,使用前先用水饱和。例如常用的展开剂是用水饱和的正丁醇、正戊醇、酚等,有时也加入一定比例的甲醇、乙醇,可增大极性化合物的比移值 R_f,同时增大水在正丁醇中的溶解度,增大展开剂的极性。

(3) 样品处理　用于色谱分析的样品,要求初步提纯,如氨基酸的测定,不能含大量盐类、蛋白质,否则互相干扰,分离不清。固体样品应尽可能避免用水作溶剂,用水作溶剂时斑点易扩散,一般选用乙醇、丙酮、氯仿等作溶剂,最好是选用与展开剂极性相近的溶剂。

(4) 点样　用内径约 0.5mm 的毛细管或微量注射器吸取试样溶液,轻轻接触滤纸,控制样点直径在 2~3mm,如样点直径过大,则会分离不清或出现拖尾。点样后用吹风机吹干溶剂。

(5) 展开　纸色谱必须在密闭的色谱分离缸中展开。在色谱分离缸中加入适量的展开剂，将点好样的滤纸放入缸中。展开剂水平面应在点样线以下，绝不允许浸泡样品线。

按展开方法，纸色谱分为上行法（图2-14）、下行法（图2-15）、水平法（图2-16）。

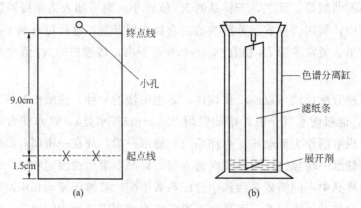

图2-14 上行展开法

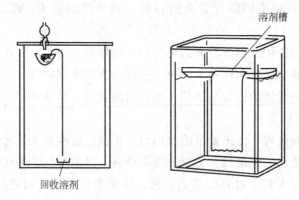

图2-15 下行展开法

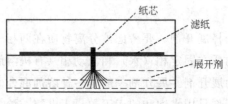

图2-16 水平展开法

当展开剂移动到离纸边沿约1~2cm时，取出滤纸，用铅笔小心画出溶剂前沿，然后热风吹干。有色样品斑点可直接观察，并用铅笔画出斑点范围；呈荧光的样品，则在紫外灯光下观察斑点并用铅笔画出斑点范围；无色也无荧光性质的样品，则往往加入显色剂使之显色，再用铅笔画出斑点范围，确定斑点中心，量出原点到斑点中心的距离和原点到溶剂前沿的距离，计算各组分的R_f值，通过R_f值的对比，确定混合样品中分离的各点归属。

六、离心分离法

离心分离是利用离心力将溶液中密度不同的成分进行分离的一种方法。当被分离的沉淀的量很少时，可以应用离心分离法，实验室中常用的离心仪器是电动离心机。电动离心机主要用于将悬浮液中的固体颗粒与液体分开。使用时，先把要分离的混合物放在离心管中，再把离心管装入电动离心机的套管内，位置要对称，质量要平衡。如果只有一支离心管需要离心沉降，则需要另取一支盛有相等质量水的离心管，放入对称的套管中以保持平衡。否则质量不平衡会引起振动，造成机轴磨损。

开始离心分离前，必须盖上离心机盖，将变速器调到最低挡，开启电源，调节变速器由低速到高速，至所需速度为止。一般根据沉淀的性质决定转速和离心的时间，关机后，应让电动离心机自己停下，绝不可用手强制其停止转动。

取出离心管，用一支干净的吸管，捏紧其橡胶头，插入离心管中，插入的深度以尖端不接触沉淀物为限，然后慢慢放松捏紧的橡胶头，吸出沉淀上面的清液，留下沉淀物。

如果沉淀物需要洗涤，加入少量蒸馏水，充分搅拌，再进行离心分离，用吸管吸出清液，重复洗涤 2~3 次。

七、干燥

干燥是除去固体、液体或气体内的少量水分的方法。物质在进行定性定量分析、波谱分析及物理常数的鉴定之前，都需要进行干燥处理，否则会影响结果的准确性；有些化学反应需要在无水条件下进行，所用的仪器、溶剂和试剂必须干燥。因此，在化学实验中，干燥是很有意义的基本操作。

干燥方法大致分为物理法和化学法两种。物理法如吸附、分馏、利用共沸蒸馏将水分带走等，近年来还常应用分子筛和离子交换树脂等来脱水干燥。化学法是以干燥剂来进行脱水，根据干燥剂与水的作用可分为两类：第一类与水可逆地结合生成水合物，如氯化钙、硫酸镁等；第二类与水发生不可逆的化学反应生成新的化合物，如金属钠、五氧化二磷等。用化学法干燥时，有机液体中所含的水分不能太多（一般在百分之几以下）。否则，必须使用大量的干燥剂，同时有机液体因被干燥剂带走而造成的损失也较大。

1. 液体的干燥

(1) 干燥剂的选择　液体的干燥，通常是用干燥剂直接与其接触，而且常用干燥剂的种类有很多，选用时必须注意下列几点：a. 干燥剂与该物质应不发生任何化学反应或催化作用；b. 干燥剂应不溶于被干燥的液体；c. 干燥剂的干燥速度快、吸水量大、价格便宜。例如，酸性物质不能用碱性干燥剂干燥，而碱性物质不能用酸性干燥剂干燥。有些干燥剂能与被干燥的液体生成配合物，如氯化钙易与醇、胺形成配合物，因而不能用来干燥这些液体，氢氧化钾和氢氧化钠会溶解于醇中，还有强碱性干燥剂如氧化钙、氢氧化钾等能催化某些醛或酮而发生缩合、自动氧化等反应，这些在选用干燥剂时也需注意。

选择干燥剂时还要考虑其吸水容量和干燥效能。吸水容量是指单位质量干燥剂所吸收的水量，干燥效能是指达到平衡时液体干燥的程度。例如，无水硫酸钠的吸水容量较大，但干燥效能弱，而氯化钙的吸水容量较小，但干燥效能强。通常第二类干燥剂的干燥效能较第一类强，但吸水容量较小。干燥含水量较多而又不易干燥的液体时，常常先用吸水容量大的干燥剂除去大部分水分，然后再用干燥效能好的干燥剂干燥。

① 无水氯化钙　无水氯化钙价廉、吸水能力大，是最常用的干燥剂之一，与水化合可生成一、二、四或六水化合物（在30℃以下）。它只适于烃类、卤代烃、醚类等有机物的干

燥，不适于醇、胺和某些醛、酮、酯等有机物的干燥，因为无水氯化钙能与它们形成络合物，也不宜用作酸（或酸性液体）的干燥剂。

② 无水硫酸镁　它是中性盐，不与有机物和酸性物质起作用，可作为各类有机物的干燥剂，它与水生成 $MgSO_4 \cdot 7H_2O$（48℃以下）。无水氯化镁较价廉，吸水量大，故可用于不能用无水氯化钙来干燥的许多化合物。

③ 无水硫酸钠　无水硫酸钠用途和无水硫酸镁相似，价廉，但吸水能力和吸水速度都差一些，与水结合生成 $Na_2SO_4 \cdot 10H_2O$（37℃以下）。当有机物水分较多时，常先用无水硫酸钠处理后再用其他干燥剂处理。

④ 无水碳酸钾　其吸水能力一般，与水生成 $K_2CO_3 \cdot 2H_2O$，作用慢，可用于干燥醇、酯、酮、腈类等中性有机物和生物碱等一般的有机碱性物质，但不适用于干燥酸、酚或其他酸性物质。

⑤ 金属钠　醚、烷烃等有机物用无水氯化钙或无水硫酸镁等处理后，若仍含有微量的水分时，可加入金属钠（切成薄片或压成丝）除去。金属钠不宜用作醇、酯、酸、卤代烃、醛、酮及某些胺等能与碱起反应或易被还原的有机物的干燥剂。

各类有机物的常用干燥剂见表 2-3。

表 2-3　各类有机物的常用干燥剂

液态有机化合物	适用的干燥剂
醚类、烷烃、芳烃	$CaCl_2$、Na、P_2O_5
醇类	K_2CO_3、$MgSO_4$、Na_2SO_4、CaO
醛类	$MgSO_4$、Na_2SO_4
酮类	$MgSO_4$、Na_2SO_4、K_2CO_3
酸类	$MgSO_4$、Na_2SO_4
酯类	$MgSO_4$、Na_2SO_4、K_2CO_3
卤代烃	$CaCl_2$、$MgSO_4$、Na_2SO_4、P_2O_5
有机碱类（胺类）	$NaOH$、KOH

（2）液态有机化合物的干燥操作　一般干燥剂的用量为每 10mL 液体约需 0.5～1g。干燥前应将被干燥液体中的水分尽可能分离干净，不应有可见的水层。将该液体置于锥形瓶中，把按照条件选定的干燥剂小心加入液体中，加上塞子塞紧（用金属钠作干燥剂时则例外，此时塞子中应插入一个无水氯化钙管，使氢气放空而水汽不致进入），振摇片刻，静置，使所有的水分全被吸去。如果发现干燥剂附着瓶壁，互相黏结，通常是因为干燥剂不够，应继续添加；如果在有机液体中存在较多的水分，可能出现少量的水层，可以将此水层用吸管吸出或用分液漏斗分去，再加入一些新的干燥剂，放置一定时间并振摇，然后将已干燥的液体通过放有折叠滤纸或一小团棉花的漏斗直接滤入烧瓶中。

2. 固体的干燥

制备物质或从重结晶得到的固体常带少量水分或有机溶剂，应根据物质性质选择适当方法进行干燥。

（1）自然晾干　这是最方便、最经济的干燥方法。把要干燥的固体放在表面皿或敞口容器中，薄薄摊开，用另一张滤纸覆盖起来，在空气中慢慢晾干。

（2）烘箱干燥　为了加快干燥速度，对于无腐蚀、无挥发性、遇热不分解的固体可以放在烘箱内烘干，加热的温度切忌超过被干燥固体的熔点或分解温度，以免固体变色和分解，如需要可在真空恒温干燥箱中干燥。不能将挥发、易燃、易爆物放在烘箱里干燥。

（3）红外灯干燥　固体中如含有不易挥发的溶剂时，为了加速干燥，常用红外灯干燥。干燥的温度应低于被干燥固体的熔点或分解温度。干燥时要随时翻动固体，以防结块，不能用红外灯干燥常压下易升华或热稳定性差的固体。红外灯穿透性强，干燥快。

（4）干燥器干燥　干燥器有普通干燥器和真空干燥器两种（图2-17）。普通干燥器一般用来干燥保存易潮解、易升华的固体，但干燥效率不高，所费时间较长。真空干燥器比普通干燥器干燥效率高，但这种干燥器不适用于易升华物质的干燥。

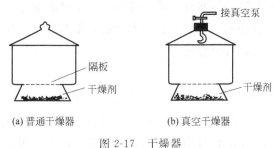

图 2-17　干燥器

第五节　滴定分析仪器及基本操作

一、滴定管

滴定管是用来进行滴定操作的玻璃器皿，用于准确测量滴定过程中所用滴定剂的体积。一般滴定管的规格有 25mL 和 50mL 两种，它的刻度精确到 0.1mL，读数可估计到 0.01mL。滴定管一般分为酸式滴定管和碱式滴定管两种。酸式滴定管的下端带有玻璃活塞，如图 2-18(a) 所示，通过转动活塞的角度，可以控制溶液的流速。酸式滴定管用来盛装酸性

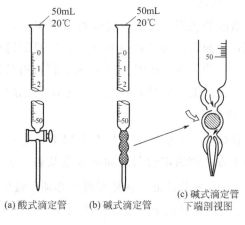

图 2-18　滴定管

或氧化性溶液。碱式滴定管用来盛装碱性溶液,其下端用橡胶管连接一个带有尖嘴的小玻璃管,橡胶管内装有一个玻璃珠,用来控制溶液的流速。碱式滴定管见图2-18(b)、(c)。酸式滴定管不能盛装碱性溶液,因为碱性溶液能腐蚀玻璃,使玻璃活塞难于转动,而碱式滴定管也不能盛装对橡胶有腐蚀作用的溶液,如碘、高锰酸钾和硝酸银等。

使用滴定管进行滴定的操作步骤如下。

1. 查漏

在酸式滴定管内装入水,直立静置约2min,观察活塞缝隙是否有水渗出,然后将活塞旋转180°,再观察一次,没有漏水即可使用。若活塞缝隙漏水或活塞转动不灵,可按下法处理:取下玻璃活塞,用滤纸擦干活塞及活塞套,用手指蘸少量凡士林,在活塞两端沿圆周涂上薄薄一层,在离活塞孔较近的两旁要少涂,以免凡士林堵塞活塞孔。涂完以后将活塞插入活塞套内,向同一个方向转动活塞直至活塞与活塞套接触的地方呈透明状态,用橡胶圈将活塞套好。再检查活塞是否还漏水,如不合要求则需要重新涂凡士林。如果是碱式滴定管漏水,可更换玻璃珠或橡胶管,直至合适。

2. 洗涤

若无明显油污的滴定管,可直接用自来水冲洗,再用少量蒸馏水润洗2~3次;若有油污,则可先用铬酸洗液洗涤,然后用自来水冲洗,最后再用少量蒸馏水润洗2~3次。洗时应先关好活塞,每次将10~15mL蒸馏水倒入滴定管中,两手平端滴定管,并不断转动,直至蒸馏水布满全管为止,然后从两端放出。若油污严重,可倒入40~50℃热洗液浸泡一段时间。碱式滴定管的洗涤方法同上,但如用铬酸洗液洗涤碱式滴定管,可将滴定管倒插入洗液中,用抽气泵缓慢地抽吸洗液至近橡胶管处,但不应触及橡胶管,让洗液浸泡一段时间后,再把洗液放回原瓶中,然后用自来水冲洗,最后用蒸馏水润洗几次。

3. 装液

在加入滴定剂(标准溶液或待测溶液)时,应先用此种溶液约5~10mL润洗滴定管,共洗2~3次,以确保装入滴定管的滴定剂浓度不变,润洗方法与用蒸馏水洗涤的方法相同。如此润洗2~3次后,即可装入溶液。装液时溶液要直接从试剂瓶注入滴定管,不要再经过漏斗等其他容器。

4. 排气泡

将溶液装满滴定管后,应检查管下端是否有气泡。如有气泡,对于酸式滴定管而言,可迅速打开活塞,让溶液迅速冲下,以除去气泡;如为碱式滴定管,则可如图2-19所示,将橡胶管向上弯曲,然后捏挤玻璃珠上部,让溶液从尖嘴处喷出,使气泡随之排出。

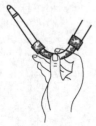

图2-19 碱式滴定管排除气泡

5. 读数

在读数时,要把滴定管从架上取下,用右手大拇指和食指捏住滴定管液面上方,使滴定管与地面呈垂直状态。为了读数准确,不致被光线折射所干扰,可用一卡片衬在滴定管后面。读数时视线必须与液面保持在同一水平面上。对于无色或浅色溶液,读取它们的弯月面下缘最低点的刻度;对于深色溶液如高锰酸钾、碘水等,则读取液面最上沿的刻度。不管使用哪种方式读数,都必须注意初读数和终读数应采用同一个标准。每次滴定最好都是将溶液装至滴定管的 0.00mL 刻度或稍下一点开始，这样可消除因上下刻度不均匀所引起的误差。读数应读至小数点后第二位，即要求估计到 0.01mL。开始滴定前，必须先读取滴定管上的读数，即初读数，滴定完毕后，稍等片刻，再读取滴定管上的读数，即终读数，两次读数相减（终读数减去初读数）即得到滴定所用去溶液的体积。

6. 滴定操作

进行滴定时，应左手控制滴定管，右手握持锥形瓶。使用酸式滴定管时，如图 2-20(a) 所示，左手大拇指在前，食指和中指在后，手指略微弯曲，轻轻向内扣住活塞，无名指和小指自左向右抵住滴水管下端，手心空握。这样可以控制活塞不至于向右松动而造成漏液。需按逆时针方向转动活塞时，可将拇指移到与中指一端，拇指向下按，食指向上顶，就能控制活塞转动到合适的角度。当拇指移到食指一端，拇指向上按，中指向上顶时，活塞就可作顺时针方向转动。右手拿住锥形瓶颈，边滴边摇动，向同一方向作小幅度的圆周运动，不要前后振动。开始滴定时，无明显变化，液滴流出的速度可以快一些，但必须成滴而不能成线状流出，滴定速度一般控制在每秒 3～4 滴，临近终点时，颜色变化较慢，这时应逐滴加入，加一滴后把溶液摇匀，观察颜色变化情况，再决定是否还要滴加溶液。最后应控制液滴悬而不落，用锥形瓶内壁把液滴靠下来（这时加入的是半滴溶液），并用洗瓶吹入少量水冲洗锥形瓶内壁，使附着的溶液全部流下，然后摇动锥形瓶，滴定至终点。

使用碱式滴定管时，如图 2-20(b) 所示。左手拇指在前，食指在后，其他三指辅助夹住出口管，用拇指和食指捏住玻璃珠所在部位，捏挤橡胶管使玻璃珠移至手心一侧，使橡胶管与玻璃珠之间形成一条缝隙，溶液即可流出，并可用捏力大小调节流量。但注意不可使玻璃珠在橡胶管内上下移动，以免进入空气形成气泡，影响读数。

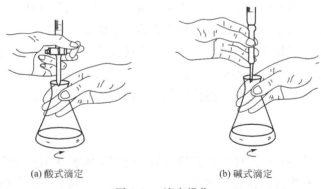

(a) 酸式滴定　　　　　　　(b) 碱式滴定

图 2-20　滴定操作

二、容量瓶

容量瓶是一种用于配制准确浓度溶液的玻璃仪器。它是一种细颈平底的容量器，带有磨口玻璃塞，颈上有标线，表示在所指温度（一般为 20℃）下液体充满至标线时，瓶内液体的体积恰好与瓶上所注明的容积相等。通常用的容量瓶有 50mL、100mL、250mL、500mL、1000mL 等规格。必须注意：容量瓶是经过校正的用于定量分析的器具，在一般情况下，它能满足规定有效数字的要求，在使用上应与量筒有所区别。

容量瓶使用前应检查是否漏水，检查方法如下：注入自来水至标线附近，盖好瓶塞，将瓶外水珠拭净，如图 2-21 所示，用左手按住瓶塞，右手手指顶住瓶底边缘，倒立 2min，观察瓶塞周围是否有水渗出，如果不漏，将瓶直立，把瓶塞旋转约 180°再倒立过来试一次，如不漏水即可使用。洗涤容量瓶的原则与洗涤滴定管的相同，也是尽可能只用自来水冲洗，后用蒸馏水润洗 2~3 次，必要时才用洗液浸洗。洗净的容量瓶内壁应被蒸馏水均匀润湿，不挂有水珠。

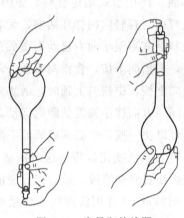 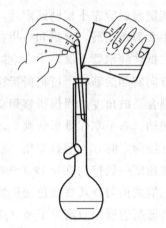

图 2-21　容量瓶的检漏　　　　　　图 2-22　溶液转入容量瓶的操作

用容量瓶配制溶液时，首先要了解溶质的溶解热。若是使用溶解热不大的液体物质配制溶液，可直接在容量瓶中配制。若使用固体物质或溶解热较大的液体物质配制溶液，应先将溶质在烧杯中溶解后，冷至室温，再转入容量瓶中，转移溶液的操作如图 2-22 所示，转移时，玻璃棒下端靠在瓶颈内壁，烧杯嘴紧贴玻璃棒，慢慢倾斜烧杯，使溶液沿玻璃棒缓慢流下。为保证溶质能全部转移到容量瓶中，要用少量的蒸馏水洗涤烧杯 3~4 次，洗涤液一并转入容量瓶中。再加蒸馏水稀释至溶液体积约为容量瓶的 2/3 容积时，摇动容量瓶，使溶液初步混匀。当加水至接近标线时，可用干净滴管慢慢逐滴加入，直至溶液的弯月面的最下沿与标线相切为止。盖好瓶塞，将容量瓶倒转，使瓶内气泡上升，并将溶液振荡数次，再将瓶直立过来，使气泡上升到顶，重复上述操作数次，使溶液充分混匀。

三、移液管

移液管是用来准确转移一定体积溶液的量器，有容量吸管和刻度吸管两种。容量吸管是用于准确量取一定体积溶液的器具，如图 2-23(a) 所示，中间有一膨大的球部，球部上、下均为较细窄的管，上部刻有标线。常用的容量吸管有 5mL、10mL、25mL、50mL 等规格。刻度吸管是具有分刻度的器具，如图 2-23(b) 所示，常用的刻度吸管有 1mL、2mL、5mL、10mL 等规格，可以吸取不同体积的液体。

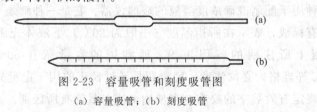

图 2-23　容量吸管和刻度吸管图
(a) 容量吸管；(b) 刻度吸管

使用前，容量吸管要洗至内壁不挂水珠为止，洗涤原则与洗涤滴定管相同。用容量吸管吸取溶液之前，应先用少量被吸取的溶液润洗容量吸管 2~3 次，以确保被吸取浓度不变。吸取溶液时，一般用右手的拇指和中指握住容量吸管的上部，将容量吸管插入液面以下，左手用洗耳球吸取溶液，先将球内空气挤出，然后将洗耳球尖端插入容量吸管的上口并封紧管口，手慢慢放松，溶液便被吸入管内。当液面上升到标线以上时，移开洗耳球，迅速用右手食指按住管口，然后将容量吸管提离液面，保持垂直，将容器稍倾斜，让容量吸管管尖紧贴容器内壁，微微松开食指以控制管内溶液的流出，使液面平稳下降，直至溶液的弯月面下沿与标线相切，立即用食指按紧管口，插入承接溶液的容器中，此时，应将承接容器稍倾斜，移液管直立，并使管的下端紧贴容器内壁，然后松开食指，让管内溶液自然沿壁流下，溶液流完后，等待 10~15s，再取出容量吸管（图 2-24）。残留在容量吸管末端的溶液，不可用外力使其流出，因为校正容量吸管时，已考虑了末端残留溶液的体积（移液管上标明"吹"者除外）。

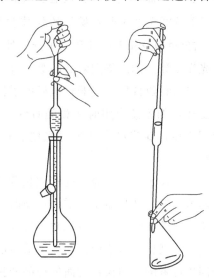

图 2-24　容量吸管的使用

刻度吸管的操作方法与上述容量吸管操作方法基本相同。应当注意：刻度吸管只是为了吸取小体积溶液时用的，如需吸取 25mL、50mL 等较大体积的整毫升数溶液时，则应使用相应大小的容量吸管，就是在使用刻度吸管吸取小体积溶液时，也总是使液面从某一分刻度（通常为最高标线）落到另一分刻度，使两分刻度之间的体积刚好等于所需体积。尽可能在同一实验中使用同一刻度吸管的同一段，而且尽可能使用上面部分，不用尖端处的刻度，以免引起较大误差。

第六节　分光光度计和酸度计的使用

一、分光光度计的使用

1. 仪器的工作原理

分光光度计的基本原理是根据被测物质溶液在光的照射激发下，产生对光的吸收效应。物质对光的吸收是具有选择性的，不同的物质都具有其各自的吸收光谱，所以当某单色光通过有色溶液时（图 2-25），一部分光被吸收，另一部分光则透过。有色溶液对光吸收程度与物质的浓度、液层厚度、入射光的强度有一定的比例关系，即符合朗伯-比尔（Lambert-Beer）定律：

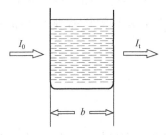

图 2-25　光的吸收图

$$T = \frac{I_t}{I_0}$$

$$A = -\lg T = \varepsilon b c$$

式中，T 为透射比；I_0 为入射光强度；I_t 为透射光强度；A 为吸光度；ε 为摩尔吸光系数；b 为液层厚度，cm；c 为溶液的浓度，mol/L。

由上式可知，当入射光、摩尔吸光系数和溶液的厚度不变时，吸光度只随溶液的浓度而变化。722S 型分光光度计就是依据上述 Lambert-Beer 定律设计的。722S 型分光光度计由光源室、单色器、试样室、光电管暗盒、电子系统及数字显示器等部件组成。

2. 722S 型分光光度计的操作步骤

722S 型分光光度计是用于近紫外和可见光范围内（360~800nm）进行比色分析的一种分光光度计。测定待测溶液的吸光度的步骤如下。

（1）预热仪器　仪器开机后电子器件部分需热平衡，故开机预热 30min 后才能进行测定工作，如紧急应用时注意随时调 0% T 和 100%T。由于仪器检测器、光电管有一定的使用寿命，应当尽量减少对光电管的光照，所以在预热的过程中应打开试样室盖，切断光路。

（2）设定波长　通过旋转波长调节手轮可以改变仪器的波长显示值（顺时针方向旋转波长调节手轮，波长显示值增大；逆时针方向旋转，则显示值减少），转动波长调节手轮，调至所需要的波长。调节波长时，视线一定要与视窗垂直。

（3）把盛好参比溶液和被测溶液的比色皿放到四槽位样品架内，仪器标准配置中样品架是四挡位置的，用仪器前面的样品架拉杆来改变，打开样品室盖以便观察样品架中的样品位置，最靠近测试者的为"0"位置，依次为"1""2""3"位置。拉杆推向最内为"0"位置，依次向外拉出相应为"1""2""3"位置，当拉杆到位时有定位感，到位时前后轻轻推动一下以确保定位正确。

（4）调节 $T=0\%$　打开试样室盖（关闭光门）或用不透光材料遮断光路，然后在透射比（TRANS）灯亮时按"0%"键，即能自动调整零位，一次未到位可加按一次。

（5）调节 $T=100\%$　将用作参比的样品置入光路中，盖上试样室盖后，在透射比（TRANS）灯亮时按"100%"键，使数字显示为"100.0"，一次未到位可加按一次。

（6）吸光度的测定　将模式（MODE）键按成吸光度（ABS）灯亮，盖上样品室盖，拉动样品架拉杆，使被测溶液置入光路中，此时数字显示值即为该被测溶液的吸光度。

测定溶液的吸光度的简要步骤为：①预热→②设定波长→③置参比样品和待测样品→④置 0%T→⑤置 100%T→⑥选择吸光度操作模式→⑦拉动拉杆，使待测样品进入光路→⑧记录测试数据。

测定溶液的透射比的简要步骤为：①预热→②设定波长→③置参比样品和待测样品→④置 0%T→⑤置 100%T→⑥选择透射比操作模式→⑦拉动拉杆，使待测样品进入光路→⑧记录测试数据。

二、酸度计的使用

1. 仪器的工作原理

测定溶液的 pH 值时，通常用玻璃电极作 pH 指示电极、饱和甘汞电极为参比电极，和待测物质溶液组成原电池：

(一)玻璃电极|待测 pH 值溶液‖SCE(＋)

其中玻璃电极电位随待测物质中 H^+ 的浓度（或活度）而改变，符合能斯特方程式。参比电极是指电极电位已知且为定值、稳定而不受待测物质浓度影响的电极。在整个原电池电路的电流为零的条件下测定上述原电池的电动势，求出玻璃电极的电极电位，并由能斯特方程式计算出待测物质中 H^+ 的浓度，再根据 H^+ 的浓度与 pH 值之间的关系即可得到待测溶液的 pH 值。

通常在测试的过程中将指示电极和参比电极组装在一起就构成复合电极。测定 pH 值使用的复合电极通常由玻璃电极-AgCl/Ag 电极或玻璃电极-甘汞电极组合而成。其结构为：电极外套将玻璃电极和参比电极包裹在一起并固定，敏感的玻璃泡则位于外套的保护栅内，参比电极的补充液由外套上端小孔加入。复合电极的优点在于使用方便，并且测定值较稳定。

测定时，电池的电动势 E_x 为：

$$E_x = E_{SCE} - E_{玻} = E_{SCE} - \left(K_{玻} + \frac{2.303RT}{F}\lg[H^+]\right) = E_{SCE} - K_{玻} + \frac{2.303RT}{F}pH_x$$

由于在一定温度下 E_{SCE} 为一常数，但 $K_{玻}$ 是未知数，为了求出溶液的 pH 值必须消去 $K_{玻}$，可先将此玻璃电极和饱和甘汞电极浸入 pH＝pH_s 的标准缓冲溶液中。

(一)玻璃电极|标准缓冲溶液‖SCE(＋)

测其电动势 E_s，得：

$$E_S = E_{SCE} - E_{玻} = E_{SCE} - K_{玻} + \frac{2.303RT}{F}pH_s$$

将上述两式合并，消去 $K_{玻}$，即得待测溶液的 pH 值：

$$pH_x = pH_s + \frac{(E_x - E_s)F}{2.303RT}$$

温度一定时，T、F 和 R 均为常数，pH_s 为已知的标准值，只要先后两次测定电池电动势 E_s 和 E_x，即可求出溶液的 pH 值。为减少误差，应使测定 E_s 和 E_x 时的温度和条件尽量相同。由于被测溶液与标准缓冲溶液离子组成不同、电位测量误差等原因，测量的相对误差一般在±5％。

在实际测量过程中，并不需要先分别测定 E_s 和 E_x，再通过公式计算待测溶液的 pH 值。而是先将复合电极插入有确定 pH 值的标准缓冲溶液中组成原电池，测定原电池的电动势并转换成 pH 值（通过操作仪器表面的"pH-mV"转换键即可完成），通过反复调整仪器的定位和校正旋钮，使仪器的测量值与标准缓冲溶液的 pH 值一致，这一过程称为定位（也称 pH 值校正）。再用待测溶液在 pH 计上直接测量，仪表显示的 pH 值即为待测溶液的 pH 值。

2. pHS-3C 型 pH 计的操作步骤

pHS-3C 型 pH 计的构造如图 2-26 所示，它由主机、复合电极组成，主机上有四个旋钮，它们分别是：选择、温度、斜率和定位旋钮。安装好仪器、电极，打开仪器后部的电源开关，预热半小时。在测量之前，首先对 pH 计进行校准，采用两点定位校准法，具体的步骤如下：

(1) 调节选择旋钮至 pH 挡。

(2) 用温度计测量被测溶液的温度,读数,调节温度旋钮,使旋钮白线对准溶液温度值。

(3) 调节斜率旋钮至最大值(即调到100%位置)。

(4) 打开电极套管,用蒸馏水洗涤电极头部,用吸水纸仔细将电极头部吸干,把清洗过的电极插入 pH=6.86 的缓冲溶液中,使溶液淹没电极头部的玻璃球,轻轻摇匀,待读数稳定后,调节定位调节旋钮,使仪器显示读数与该缓冲溶液的 pH 值(pH=6.86)相一致。

(5) 将电极取出,洗净、吸干,放入 pH=4.00(或 pH=9.18)标准缓冲溶液中,摇匀,待读数稳定后,调节斜率旋钮,使显示值为该标准溶液 pH 值(4.00)(或 pH 值为 9.18),仪器完成标定。注意:经标定的仪器定位调节旋钮及斜率调节旋钮不应再有变动。一般情况下,在 24h 内仪器不需再标定。

(6) 用蒸馏水清洗电极头部,用滤纸吸干,把电极浸入被测溶液中,用玻璃棒搅拌溶液(注意不要碰到电极),使溶液均匀,待读数稳定后,在显示屏上读出溶液的 pH 值。

注意:用缓冲溶液标定仪器时,要保证缓冲溶液的可靠性,不能配错缓冲溶液,否则将导致测量结果产生误差。

缓冲溶液用完后可按下列方法自行配制:

pH 4.00 溶液:取邻苯二甲酸氢钾(优级纯)10.21g,溶解于 1000mL 的双蒸蒸馏水中。

pH 6.86 溶液:取磷酸二氢钾(优级纯)8.4g、磷酸氢二钠(优级纯)3.55g,溶解于 1000mL 的双蒸蒸馏水中。

pH 9.18 溶液:取硼砂(优级纯)3.81g,溶解于 1000mL 双蒸蒸馏水中。

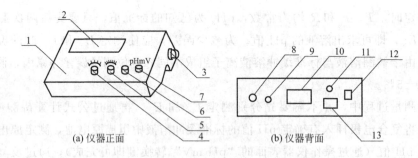

图 2-26　pHS-3C 型 pH 计的构造

1—前面板;2—显示屏;3—电极梗插座;4—温度补偿调节旋钮;5—斜率补偿调节旋钮;
6—定位调节旋钮;7—选择旋钮(pH 或 mV);8—测量电极插座;9—参比电极插座;
10—铭牌;11—保险丝;12—电源开关;13—电源插座

3. 电极的使用及维护的注意事项

(1) 电极在测量前必须用已知 pH 值的标准缓冲溶液进行定位校准,已知 pH 值一定要准确可靠,而且愈接近被测值愈好。

(2) 取下电极套后,应避免电极的敏感玻璃泡与硬物接触,因为任何破损都会使电极失效。

（3）测量后及时将电极保护套套上，套内应放少量补充液以保持电极球泡的湿润。

（4）复合电极的外参比补充液为 8mol/L 氯化钾溶液，补充液可以从电极上端小孔加入。

（5）电极的输出端必须保持清洁和干燥，绝对防止输出端短路，否则将导致测量失准或失效。

（6）电极应与输入阻抗较高的酸度计配套，以使其保护良好的特性。

（7）电极避免长期浸在蒸馏水、蛋白质溶液和酸性氟化物溶液中。

（8）电极避免与有机硅油接触。

（9）电极经长期使用后，如发现斜率略有降低，则可把电极下端浸泡在 4% HF（氢氟酸）中 3~5s，用蒸馏水洗净，然后在 0.1mol/L 盐酸溶液中浸泡，使之复新。

（10）被测溶液中如含有易污染敏感球泡或堵塞液接界的物质而使电极钝化，会出现斜率降低现象，读数显示不准。如发生该现象，则应根据污染物质的性质，用适当溶液清洗，使电极复新。

注意：选用清洗剂时，不能用四氯化碳、三氯乙烯、四氢呋喃等能溶解聚碳酸树脂的清洗剂，因为电极外壳是用聚碳酸树脂制成的，其溶解后极易污染敏感的玻璃球泡，从而使电极失效，也不能用复合电极测上述溶液 pH 值。

第七节　简单玻璃加工方法

玻璃加工操作是化学实验中的重要操作之一。因为测熔点、薄层色谱、减压蒸馏所用的毛细管、点样管以及滴管、玻璃钉、搅拌棒等都需要通过玻璃加工来完成。本节主要学习玻璃管的截断、弯曲、拉制等操作。

玻璃管加工之前应进行清洁和干燥。玻璃管内的灰尘，可用水冲净，管内附有油污，应用铬酸洗液浸洗，制备熔点管时，玻璃管需先用洗涤剂或洗液洗涤，再用自来水、蒸馏水冲洗，干燥，然后进行加工。

玻璃管加工常用的加热用灯具是煤气灯和酒精喷灯，酒精喷灯火焰温度太低，一般只能用于玻璃棒、细玻璃管的熔光和细玻璃管的弯曲。

一、玻璃管的截断

玻璃管的截断操作，一是锉痕，二是折断。锉痕用的工具是小三角钢锉，如果没有小三角钢锉，可用新敲碎的瓷碎片。锉痕的操作是：把玻璃管平放在桌子的边缘上，左手的拇指按住玻璃管要截断的地方，右手握紧小三角钢锉，把小三角钢锉的棱边放在要截断的地方，用力锉出一道凹痕，凹痕约占管周长的 1/6，锉痕时只向一个方向（即向前或向后）锉去，不能来回拉锉。当锉出了凹痕之后，下一步就是把玻璃管折断，两手握住玻璃管，以大拇指顶住锉痕背面的两边，轻轻向前推，同时向两边拉，玻璃管即平整断开，如图 2-27 所示。为了安全起见常用布包住玻璃管，同时尽可能远离眼睛，以免玻璃碎粒伤人。玻璃管的断口很锋利，容易划破皮肤，又不易插入塞子的孔道中，所以，要把断口在灯焰上烧熔使之光滑

（熔光），即将玻璃管呈45°角在氧化焰边缘处一边烧、一边来回转动，直至平滑即可。不应烧得太久，以免管口缩小。

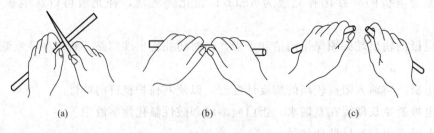

图 2-27 折断玻璃管

二、玻璃管的弯曲

有机化学实验常常用到曲玻璃管，它是将玻璃管放在火焰中受热至一定温度时，逐渐变软，离开火焰后，在短时间内弯曲至所需要的角度而得的。

曲玻璃管弯制的操作如图 2-28 所示，双手持玻璃管，手心向外把需要弯曲的地方放在火焰上预热，然后放进外焰中加热，受热的部分约宽5cm，在火焰中使玻璃管缓慢、均匀而不停地向同一个方向转动，如果两个手用力不均匀时，玻璃管就会在火焰中扭歪，造成浪费。当玻璃管受热至足够软化时（玻璃管变黄色），即从火焰中取出，逐渐弯成所需要的角度。为了维持管径的大小，两手持玻璃管在火焰中加热尽量不要往外拉；可在弯成角度之后，在管口轻轻吹气（不能过猛），弯好的玻璃管从整体来看应尽量在同一平面内，然后放在石棉板上自然冷却，不能立即和冷的物体接触，例如，不能放在实验台的瓷板上，因为骤冷会使已弯好的玻璃管破裂，造成浪费。检查弯好的玻璃管的外形，如图 2-29(a) 所示的为合用，如图 2-29(b)、(c) 所示的，则不合用。

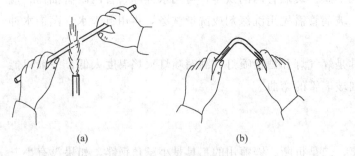

图 2-28 弯曲玻璃管的操作

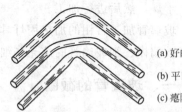

(a) 好的
(b) 平口的
(c) 瘪陷的

图 2-29 弯好的玻璃管的形状

三、玻璃管的拉制

熔点管和沸点管的拉制实质上就是把玻璃管拉细成一定规格的毛细管。拉制的步骤：把一根干净的直径约0.8~1cm的玻璃管，拉成内径约1~1.5mm和3~4mm的两种毛细管，然后将直径1~1.5mm的毛细管截成15~20cm长，把此毛细管的两端在小火上封闭，当要使用时，在这根毛细管的中央切断，这就是两根熔点管（图 2-30）。

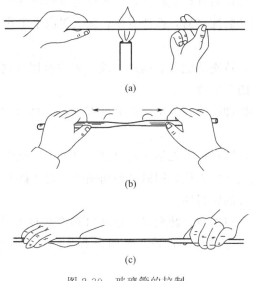

图 2-30 玻璃管的拉制

熔点管拉制的操作是：两肘搁在桌面上，用两手执住玻璃管的两端，掌心相对，放在灯焰上加热。火焰由小到大，不断转动玻璃管，加热方法和曲玻璃管的弯制相同，只不过加热程度要强一些，等玻璃管被烧成红黄色时，才从火焰中取出，两肘仍搁在桌面上，两手平稳地沿水平方向作相反方向移动，开始拉时要慢些，然后再较快地拉长，使之成内径为 1mm 左右的毛细管。如果烧得软、拉得均匀，就可以截取很长一段所需内径的毛细管。然后将内径 1mm 左右的毛细管截成长为 15cm 左右的小段，两端都用小火封闭（封闭时将毛细管呈 45°角在小火的边缘处一边转动，一边加热，制点样管时，无须封口），冷却后放置在试管内，准备以后测熔点用。使用时只要将毛细管从中央割断，即得两根熔点管。

沸点管的拉制：用上述方法将玻璃管拉成内径 3～4mm 的毛细管、截成长 7～8cm，一端用小火封闭，作为沸点管的外管，另将直径均为 1mm 的毛细管截成 8～9cm 长，封闭其一端，这两根粗细不同的毛细管即构成沸点管。

第八节　有机化学实验常用仪器和设备

一、常用玻璃仪器

有机化学实验中，常用的玻璃仪器分为普通玻璃仪器（如图 2-31 所示）及标准磨口玻璃仪器（如图 2-32 所示）两类。在有机化学实验及有机半微量分析、制备及分离中，常用带有标准磨口的玻璃仪器，总称为标准磨口玻璃仪器。它与相应的普通玻璃仪器的区别在于各接头处加工成通用的磨口，即标准磨口。标准磨口玻璃仪器根据口径的大小，通常用数字编号来表示，该数字是指磨口最大端直径的毫米数，常用的标准磨口有 10、14、19、24、29、34、40、50 等。也有用两个数字表示磨口大小的，例如 24/29，表示磨口最大端直径为 24mm，磨口面长度为 29mm。相同编号的磨口和磨口塞可以相互紧密连接，因此可按需要选配和组装各种形式的配套仪器进行实验。这样不仅可节约配塞及钻孔的时间，避免反应物或产物被塞子所沾污，而且装配容易，拆洗方便，大大提高了工作效率。使用标准磨口仪器时必须注意以下事项。

（1）磨口处必须洁净，特别不能沾有固体物质，若沾有固体物质则使磨口对接不紧密，导致漏气，甚至破坏磨口的严密性。

（2）使用完毕应立即拆卸洗净，各个部件分开存放，否则放置后磨口连接处常会粘住，难以拆开。

（3）在常压下使用时，磨口一般无须涂润滑剂，以免沾污反应物或产物。若反应物中有强碱，则应涂润滑剂，以免磨口连接处因碱腐蚀而粘住，无法拆开。当减压蒸馏时，所有磨口应涂润滑剂，以保证装置的密封性。

（4）安装时，应注意磨口编号，装配时，把磨口和磨塞轻微对旋连接，不宜用力过猛。不能装得太紧，磨口连接处不受应力即可，否则仪器易折断或破裂，特别在受热时，应力更大。

（5）洗涤磨口时应避免用去污粉擦洗，以免损坏磨口。

有机化学实验常用玻璃仪器的应用范围见表2-4。

表2-4　有机化学实验常用玻璃仪器的应用范围

仪器名称	主要用途和注意事项
圆底烧瓶	用于反应、回流加热和蒸馏
三口圆底烧瓶	用于同时需要搅拌、控温和回流的反应
直形冷凝管	用于蒸馏和回流
球形冷凝管	用于回流
刺形分馏柱	用于分馏多组分混合物
蒸馏头	与圆底烧瓶组装后用于蒸馏
布氏漏斗	用于减压过滤，瓷质，不能直接加热
抽滤瓶	用于减压过滤，不能加热，和布氏漏斗配套使用，用橡胶管连接
接引管	用于常压蒸馏
真空接引管	用于减压蒸馏
温度计套管	用于蒸馏时套接温度计
接头	用于连接不同口径的磨口玻璃仪器
研钵	用于研碎固体
干燥管	用于干燥气体，用时两端用棉花或玻璃纤维填塞，中间装干燥剂
分液漏斗	用于液体的分离、萃取或洗涤，不得加热，活塞不能互换
滴液漏斗	用于反应时滴加溶液
锥形瓶	一般用于滴定实验中，还可用于储存液体、混合溶液及加热小量溶液
烧杯	用于加热、浓缩溶液，溶解固体物质，配制溶液，溶液的稀释及较大量试剂的反应容器
量筒	量取液体
熔点管	用于测熔点

1. 常用普通玻璃仪器装置

常用普通玻璃仪器见图2-31。

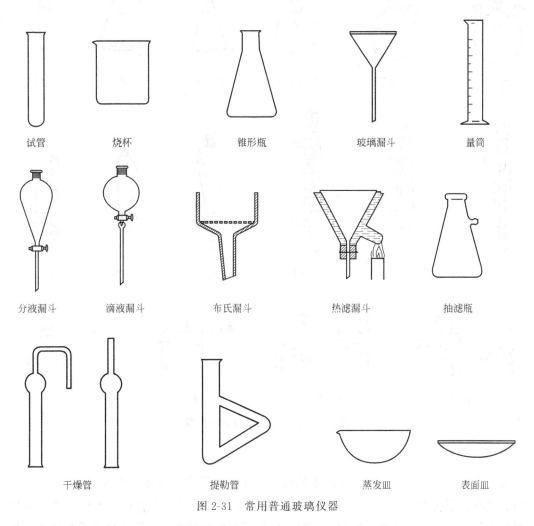

图 2-31 常用普通玻璃仪器

2. 常用标准磨口玻璃仪器装置

常用标准磨口玻璃仪器见图2-32。

二、金属用具

有机实验中常用的金属用具有：铁架台、铁夹、铁圈、三脚架、水浴锅、镊子、剪刀、三角锉刀、圆锉刀、压塞机、打孔器、水蒸气发生器、煤气灯、不锈钢刮刀、钢勺、升降台等。

三、常用电器及设备

1. 电吹风

实验室中使用的电吹风应可吹冷风和热风，供干燥玻璃仪器之用。宜放干燥处，防潮、防腐蚀，定期加油润滑。

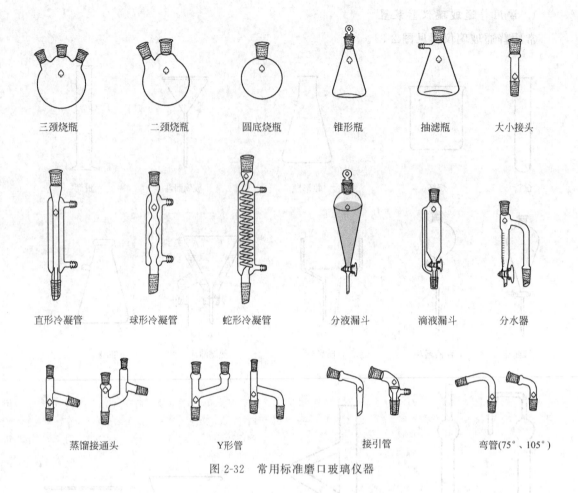

图 2-32 常用标准磨口玻璃仪器

2. 烘箱

实验室常用带有自动控温系统的电热鼓风干燥箱,其使用温度一般为 50~300℃,通常使用温度应控制在 100~120℃。烘箱用来干燥玻璃仪器或烘干无腐蚀、无挥发性、加热不分解的物品。烘干带有活塞的玻璃仪器时一定注意要将活塞取下,防止由于受热膨胀不均而使仪器破裂。一般干燥玻璃仪器时应先沥干,无水滴下时才放入烘箱,往烘箱里放玻璃仪器时应自上而下依次放入,以免残留的水滴流下使下层已烘热的玻璃仪器炸裂。取出烘干后的仪器时,应用干布衬手,防止烫伤。

3. 电热套(电热帽)

电热套是由玻璃纤维包裹着电热丝编制成的帽状的电加热器。此设备属于热气流加热,不是明火加热,因而具有受热均匀、热效率高、不易引起火灾的特点。加热温度用调压变压器控制,最高加热温度可达 400℃ 左右,是有机实验中一种简便、安全的加热装置,见图 2-1。

4. 气流烘干器

气流烘干器是一种通过热气流快速吹干玻璃仪器的设备,设有冷风挡和热风挡,使用时将玻璃仪器套在吹风管上吹干。

5. 循环水多用真空泵

循环水多用真空泵是以循环水作为流体，利用射流产生负压的原理而设计的一种减压设备，用于对真空度要求不高的减压体系中，广泛用于蒸发、蒸馏、过滤等操作中。

6. 旋转蒸发仪

旋转蒸发仪是由电动机带动可旋转的蒸发器（圆底烧瓶）、冷凝器和接收器组成（见图 2-33），可在常压或减压下操作，可一次进料，也可分批吸入蒸发料液。由于蒸发器的不断旋转，可免加沸石而不会暴沸。蒸发器旋转时，会使料液的蒸发面大大增加，加快了蒸发速度。因此，它是浓缩溶液、回收溶剂的理想装置。

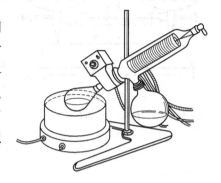

图 2-33　旋转蒸发仪

7. 电动搅拌器

电动搅拌器适用于非均相反应的搅拌，一般自带调速系统。平时应注意经常保持仪器的清洁干燥、防腐蚀和防潮。

8. 磁力搅拌器

磁力搅拌器适用于搅拌或加热搅拌同时进行，适用于黏稠度不是很大的液体或者固液混合物。将磁力搅拌子投入盛有欲搅拌的反应物容器中，将容器置于内有旋转磁场的搅拌器托盘上，接通电源，由于内部磁体旋转，使磁场发生变化，而旋转的磁体又带动容器内磁力搅拌子旋转，从而达到搅拌的目的。一般的磁力搅拌器都有控制磁力搅拌子转速的旋钮及可控制温度的加热装置。

9. 电子天平

电子天平是高精度的电子称量仪器，是化学实验室常用称量仪器之一。它具有称量快捷、准确、使用方法简便等优点。电子天平是根据电磁学原理制造的，具有数字显示、自动调零、自动校准、扣除皮重、故障显示、输出打印等功能。化学实验中最常用的是 1/10000（可称准至 0.0001g）电子天平。

10. 调压变压器

调压变压器是调节电源电压的一种装置，常用来调节电热加热套的温度、调整电动搅拌器的转速等。

四、其他仪器设备

1. 台秤

在有机合成实验中，常用于称量物体质量的仪器是台秤，又叫托盘天平。台秤的最大称量为 1000g 或 500g，能称准到 1g。若用药物台秤（又称小台秤），最大称量为 100g，能称准到 0.1g。这些台秤最大称量虽然不同，但原理是相同的，它们都有一根中间有支点的杠杆，杠杆两边各装有一个秤盘（见图 2-34）。左边秤盘放置被称量物体，右边秤盘放砝码，杠杆支点处连有一指针，指针后有标尺，指针倾斜表示两盘质量不等。与杠杆平行的有一根游码尺，尺上有一个活动的游码。在称量前，先观察两臂是否平衡，指针是否在标尺中央。如果

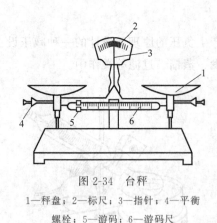

图 2-34 台秤
1—秤盘；2—标尺；3—指针；4—平衡螺栓；5—游码；6—游码尺

不在中央，可以调节两端的平衡螺栓，使指针指向标尺中央，两臂即平衡。

称量时，将物体放在左盘上，在右盘上加砝码，用镊子（不要直接用手）先加大砝码，然后加较小的，加减到10g（小台秤为5g）以下的质量时，可以移动游码，直至指针在标尺中央，表示两边质量相等。右盘上砝码的克数加上游码在游码尺上所指的克数便是物体的质量。台秤用完后，应将砝码放回盒中，将游码复原至刻度0。台秤应经常保持清洁，所称物体不能直接放在盘上，而应放在清洁、干燥的表面皿、滤纸或烧杯中进行称量。

2. 钢瓶

又称高压气瓶，是一种在加压下储存或运送气体的容器，通常有铸钢的、低合金钢的等。氢气、氧气、氮气、空气等在钢瓶中呈压缩气状态，二氧化碳、氨气、氯气、石油气等在钢瓶中呈液化状态。乙炔钢瓶内装有多孔性物质（如木屑、活性炭等）和丙酮，乙炔气体在压力下溶于其中。为了防止各种钢瓶混用，全国统一规定了瓶身、横条以及标字的颜色，以便区别。现将常用的几种钢瓶的标色摘录于表2-5中。

表 2-5 常用几种钢瓶的标色

气体名称	瓶身颜色	横条颜色	标字颜色
氮气	黑	棕	黄
压缩空气	黑		白
二氧化碳	黑		黄
氧气	天蓝		黑
氢气	深绿		红
氯气	草绿	红	白
氨气	黄	红	黑
乙炔	白		红
氦气	棕		白

使用钢瓶时应注意：

(1) 钢瓶应放置在阴凉、干燥、远离热源的地方，避免日光直晒。氢气钢瓶应放在与实验室隔开的气瓶房内。实验室中应尽量少放钢瓶。

(2) 搬运钢瓶时要旋上瓶帽，套上橡胶圈，轻拿轻放，防止摔碰或剧烈震动。

(3) 使用钢瓶时，如直立放置应有支架支撑或用铁丝绑住，以免摔倒；如水平放置应垫稳，防止滚动，还应防止油和其他有机物沾污钢瓶。

(4) 钢瓶使用时要用减压表，一般可燃性气体（氢气、乙炔等）钢瓶气门螺纹是反向的，不燃性和助燃性气体（氮气、氧气等）钢瓶气门螺纹是正向的。各种减压表不得混用。开启气门时应站在减压表的另一侧，以防减压表脱出而被击伤。

(5) 钢瓶中的气体不可用完，应留有0.5%表压以上的气体，以防止重新灌气时发生危险。

(6) 使用可燃性气体时一定要有防止回火的装置(有的减压表带有此装置)。在导管中塞细铜丝网,管路中加液封可以起保护作用。

(7) 钢瓶应定期试压检验(一般钢瓶三年检验一次)。逾期未经检验或锈蚀严重时,不得使用,漏气的钢瓶不得使用。

3. 减压表

减压表由指示钢瓶压力的总压力表、控制压力的减压阀和减压后的分压力表三部分组成。使用时应注意,把减压表与钢瓶连接好(勿猛拧!)后,将减压表的调压阀旋到最松位置(即关闭状态)。然后打开钢瓶总气阀门,总压力表即显示瓶内气体总压。检查各接头(用肥皂水)不漏气后,方可缓慢旋紧调压阀门,使气体缓缓送入使用系统。使用完毕时,应首先关紧钢瓶总阀门,排空使用系统的气体,待总压力表与分压力表均指到 0 时,再旋闭调压阀门。如钢瓶与减压表连接部分漏气,应加垫圈使之密封,切不能用麻丝等物堵漏,特别是氧气钢瓶及减压表绝对不能涂油,这更应特别注意。

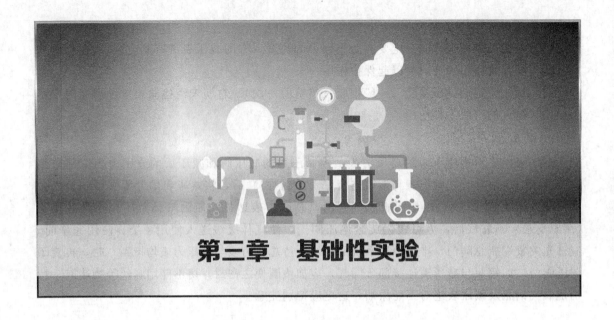

第三章 基础性实验

实验一 溶液的配制

一、实验目的
① 掌握溶液浓度的计算方法及常见溶液的配制方法。
② 熟悉台秤、量筒的使用方法,学习移液管、容量瓶的使用方法。
③ 学习溶液的定量转移及稀释操作。

二、实验原理
溶液的配制是化学工作的基本内容之一。在配制溶液时,首先应根据所提供的试剂计算出溶质及溶剂的用量,然后按照配制的要求决定采用的仪器。

如果对溶液浓度的准确度要求不高,可采用台秤、量筒等仪器进行配制;若要求溶液的浓度比较准确,则应采用分析天平、移液管、容量瓶等仪器。

在计算固体物质用量时,如果物质含结晶水,则应将其计算在内。稀释浓溶液时,计算需要掌握的一个原则就是稀释前后溶质的量不变。

配制溶液的操作程序一般是:

(1) 计算 计算配制所需固体溶质的质量或液体浓溶液的体积。

(2) 称量 用台秤或分析天平称取固体试剂,用量筒或移液管量取液体试剂。

(3) 溶解 凡是易溶于水且不易水解的固体均可用适量的水在烧杯中溶解(必要时可加热)。易水解的固体试剂(如 $FeCl_3$、$SnCl_2$、Na_2S 等),必须先以适量一定浓度的酸或碱使之溶解,然后加水稀释至所需浓度。

(4) 转移 将烧杯内溶液沿玻璃棒小心转入一定体积的量筒或容量瓶中(玻璃棒下端应靠在容量瓶刻度线以下)。

(5) 洗涤 用蒸馏水洗涤烧杯和玻璃棒 2~3 次,并将洗涤液转入容器中,振荡,使溶液混合均匀。

（6）定容　向容量瓶中加水至刻度线以下 1～2cm 处时，改用胶头滴管加水，使溶液凹面恰好与刻度线相切。

（7）摇匀　盖好瓶塞，用食指顶住瓶塞，另一只手托住瓶底，反复上下颠倒，使溶液混合均匀。

将配制好的溶液倒入试剂瓶中，贴好标签。

对于液态试剂，如盐酸、H_2SO_4、HAc 等，配制其稀溶液时，先用量筒量取所需量的浓溶液，然后用适量蒸馏水稀释。配制 H_2SO_4 溶液时，需特别注意，应在不断搅拌下，将浓硫酸沿烧杯壁缓慢地倒入水中或用玻璃棒引流，切不可将顺序颠倒。

有些物质易发生氧化还原反应或见光受热易分解，在配制和保存这类溶液时必须采用正确的方法。

三、仪器与试剂

【仪器】量筒（10mL、50mL、100mL）、烧杯（50mL、100mL）、移液管（25mL）、容量瓶（50mL）、台秤。

【试剂】NaCl（s）、$H_2C_2O_4 \cdot 2H_2O$（s）。

四、实验步骤

1. 容量瓶、移液管的使用练习

（1）取 50mL 容量瓶检查是否漏水，练习振荡操作；（2）取 25mL 移液管，用自来水反复练习吸液、移液、放液等操作，熟练为止。

2. 生理盐水的配制

计算出配制生理盐水 100mL 所需的 NaCl 的用量，并在台秤上称量。将称得的 NaCl 置于 100mL 洁净烧杯内，用适量水溶解，然后转移至 100mL 量筒内稀释至刻度。配制好的溶液统一回收。

3. 0.1000mol/L 草酸溶液（$H_2C_2O_4$）溶液的配制

计算出配制 0.1000mol/L 草酸溶液 50mL 所需 $H_2C_2O_4 \cdot 2H_2O$ 的用量，自己设计步骤并配制溶液。配制好的溶液统一回收。

五、思考题

1. 稀释浓 H_2SO_4 时，为什么要将浓 H_2SO_4 慢慢倒入水中，并不断搅拌，而不能将水倒入浓 H_2SO_4 中？

2. 移液管洗净后还需用待吸取溶液润洗，容量瓶也需要同样的操作吗？为什么？

3. 能否在量筒、容量瓶中直接溶解固体试剂？为什么？

4. 在配制生理盐水时，若用台秤称取 NaCl，而用容量瓶定容，此操作是否正确？为什么？

实验二　凝固点降低法测定葡萄糖的摩尔质量

一、实验目的

① 了解凝固点降低法测定物质摩尔质量的原理及方法，加深对稀溶液依数性的认识。

② 进一步练习使用移液管，巩固溶液的配制操作。

二、实验原理

凝固点是溶液（或液态溶剂）与其固态溶剂具有相同蒸气压而能平衡共存时的温度。当在溶剂中加入难发挥的非电解溶质时，由于溶液的蒸气压小于同温度下纯溶剂的蒸气压，因此溶液的凝固点必低于纯溶剂的凝固点。根据拉乌尔定律可推出，稀释溶液的凝固点降低值 ΔT_f 近似与溶液的质量摩尔浓度（b_B）成正比，而与溶质的本性无关。

$$\Delta T_f = K_f b_B$$

式中，K_f 为溶剂的质量摩尔凝固点降低常数。

若有质量为 m_B（单位为 g）的溶质溶解在质量为 m_A（单位为 g）的溶剂中，且溶质的摩尔质量为 M，则上式可转换为：

$$M = 1000 K_f \frac{m_B}{\Delta T_f m_A}$$

因此，只要取一定质量的溶质和溶剂配成一稀溶液，分别测出纯溶剂和溶液的凝固点，求得 ΔT_f，再查得溶剂的凝固点降低常数 K_f，即可按上式求出溶质的摩尔质量。凝固点的测定采用过冷法。

三、仪器与试剂

【仪器】 1/10 刻度温度计、测定管（大试管）、烧杯（600mL）、搅拌棒（粗、细）、橡胶塞、台秤、分析天平、放大镜、铁架台、移液管（25mL）。

【试剂】 葡萄糖、粗盐、蒸馏水、自来水。

四、实验步骤

1. 葡萄糖溶液凝固点的测定

凝固点测定的装置如图 3-1 所示。葡萄糖溶液配制时，先在台秤上称葡萄糖 2.2～2.3g，再在分析天平上精确称量（读至小数点后 4 位）。将称好的葡萄糖小心倒入干燥、洁净的测定管中，然后用 25mL 移液管准确吸取 25mL 蒸馏水沿管壁加入，轻轻振荡（注意切勿溅出）。待葡萄糖完全溶解后，装上塞子（包括温度计与细搅拌棒），将测定管直接插入盐水中。

用粗搅拌棒搅动冰盐水，同时用细搅拌棒搅动溶液，但注意不要碰及管壁与温度计，以免摩擦生热而影响实验结果。当溶液逐渐降温至过冷再析出结晶时，温度降低后又回升的最高点温度可作为溶液的凝固点（通过放大镜准确读数）。

凝固点的测定需重复两次。两次测定结果的差值，要求在 ±0.04℃ 以内。溶液的凝固点取两次结果的平均值。

2. 纯溶剂（水）凝固点的测定

弃去测定管内溶液，先用自来水洗净测定管，再用

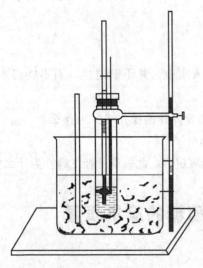

图 3-1 凝固点测定装置

少量蒸馏水洗涤，然后加入约 25mL 蒸馏水，按上述方法测定水的凝固点（取两次测定结果的平均值）。

3. 数据记录及结果处理

由实验结果按相关公式求出葡萄糖的摩尔质量，数据记录如表 3-1 所示。

表 3-1　数据记录表

项目		凝固点(T_f)	溶质质量(m_B)	溶剂质量(m_A)	凝固点降低值(ΔT_f)
葡萄糖溶液	1				
	2				
	平均值				
蒸馏水	1		—	—	
	2		—	—	
	平均值		—	—	

五、思考题

1. 测定溶液的凝固点时，为什么测定管一定要干燥？
2. 测定凝固点时，纯溶剂温度回升有一相对恒定阶段，而溶液则没有，为什么？
3. 实验中所配溶液的浓度，为什么太浓或太稀都会使实验结果产生较大误差？
4. 如果待测葡萄糖中夹杂一些不溶性杂质，对测得的摩尔质量有何影响？
5. 本实验方法中，为什么要测纯水的凝固点？

实验三　粗盐的精制

一、实验目的

① 掌握粗盐精制的方法。
② 初步了解药品的质量检查方法。
③ 练习蒸发、结晶、过滤等基本操作，学习减压过滤的方法。

二、实验原理

氯化钠试剂由粗食盐提纯而得。粗食盐中除含有泥沙等不溶性杂质外，还有 SO_4^{2-}、Ca^{2+}、Mg^{2+}、K^+ 等可溶性杂质。不溶性杂质可采用过滤的方法除去，可溶性杂质则选用适当的试剂使生成难溶化合物后过滤除去。此方法的原理是利用稍过量的氯化钡与氯化钠中的 SO_4^{2-} 反应转化为难溶的硫酸钡，再加碳酸钠与 Ca^{2+}、Mg^{2+} 及没有转变为硫酸钡的 Ba^{2+} 生成碳酸盐沉淀，将沉淀过滤后加盐酸除去过量的 CO_3^{2-}。

对于用沉淀剂不能除去的其他可溶性杂质（如 K^+ 等），由于含量很少，可根据溶解度的不同在最后的浓缩结晶时，使其残留在母液中而除去。少量多余的盐酸，在干燥氯化钠时，以氯化氢气体形式逸出。

对产品杂质限度的检查是根据沉淀反应原理，将样品管和标准管在相同条件下进行比浊实验。

三、仪器与试剂

【仪器】试管、烧杯（250mL）、量筒（10mL、50mL）、漏斗、漏斗架、布氏漏斗、抽滤瓶、蒸发皿、瓷蒸发皿、酒精灯、石棉网、三脚架、台秤、pH试纸。

【试剂】HCl（0.02mol/L、2mol/L、6mol/L）、H_2SO_4（1mol/L）、NaOH（0.02mol/L、1mol/L）、$NH_3 \cdot H_2O$（6mol/L）、饱和Na_2CO_3溶液、$BaCl_2$溶液（25%）、$(NH_4)_2C_2O_4$（0.25mol/L）溶液、氯胺-T溶液（2%）、太坦黄溶液（0.05%）、淀粉混合液（新配制）、标准KBr溶液、标准镁溶液、氯仿、溴麝香草酚蓝指示剂、粗食盐、蒸馏水。

四、实验步骤

1. 粗食盐的精制

（1）在台秤上称取10.0g粗食盐，置于250mL烧杯中，加入蒸馏水约30mL，搅拌，加热使其溶解。

（2）继续加热至近沸，在搅拌下逐滴加25% $BaCl_2$溶液1~2mL至沉淀完全（为了检查沉淀是否完全，可停止加热，待沉淀沉降后，用滴管吸取少量上层清液于试管中，加2滴6mol/L HCl酸化，再加1~2滴$BaCl_2$溶液，如无浑浊，说明已沉淀完全，如出现浑浊，则表示SO_4^{2-}尚未除尽，需继续滴加$BaCl_2$溶液）。继续加热煮沸约5min，使颗粒长大而易于过滤，稍冷，抽滤，弃去沉淀。

（3）将滤液加热至近沸，在搅拌下逐滴加入饱和Na_2CO_3溶液至沉淀完全（检查方法同前）；再滴加少量1mol/L NaOH溶液，使pH值为10~11；继续加热至沸，稍冷，抽滤，弃去沉淀，将滤液转入洁净的蒸发皿内。

（4）用2mol/L HCl调节滤液pH=3~4，置石棉网上加热蒸发浓缩，并不断搅拌，浓缩至糊状稠液为止，趁热抽滤至干。

（5）将滤得的NaCl固体加适量蒸馏水，不断搅拌至完全溶解，如上述方法进行蒸发浓缩，趁热抽滤，尽量抽干。把晶体转移到干燥的蒸发皿中，置石棉网上，小火烘干，冷却，称量，计算产率。

2. 产品质量检查

（1）溶液的澄清度　取产品5.0g，加蒸馏水250mL溶解后，溶液应澄清。

（2）酸碱度　取产品5.0g，加新鲜蒸馏水50mL成溶液，加2滴溴麝香草酚蓝指示剂，如显黄色，加0.02mol/L NaOH溶液0.01mL，应变为蓝色；如显蓝色或绿色，加0.02mol/L HCl溶液0.20mL，应变为黄色。

NaCl为强酸强碱盐，其水溶液应呈中性，但在制备过程中，可能夹杂少量的酸或碱。溴麝香草酚蓝指示剂的变色范围是pH 6.0~7.6，颜色由黄色到蓝色。

（3）碘化物　取产品的细粉5.0g，置瓷蒸发皿内，滴加新配制的淀粉混合液适量使晶粉湿润，置日光下（或日光灯下）观察，5min内晶粒不得显蓝色痕迹。

（4）溴化物　取产品2.0g，加蒸馏水10mL使其溶解，加2mol/L HCl溶液3滴与氯仿

1mL，边振摇边滴加 2%氯胺-T 溶液（新配）3 滴，氯仿层如显色，与标准 KBr 溶液 1.0mL 用同一方法制成的对照组比较，不得更深。

（5）钡盐　取产品 4.0g，加蒸馏水 20mL 溶解后，过滤，滤液分为两等份。1 份中加 1mol/L H_2SO_4 溶液 2mL，另 1 份中加蒸馏水 2mL，静置 15min，两溶液应同样澄清。

（6）钙盐　取产品 2.0g，加蒸馏水 10mL 使之溶解，加 6mol/L $NH_3 \cdot H_2O$ 溶液 1mL，摇匀，加 0.25mol/L $(NH_4)_2C_2O_4$ 溶液 1mL，5min 内不得发生浑浊。

（7）镁盐　取产品 1.0g，加蒸馏水 20mL 使之溶解，加 1mol/L NaOH 溶液 2.5mL 与 0.05%太坦黄溶液摇匀，呈现的颜色与标准镁溶液 1.0mL 用同一方法制成的对照溶液（0.001%）比较，不得更深。

限于篇幅，硫酸盐、铁盐、钾盐和重金属的检验方法不再赘述。

五、思考题

1. 如何除去粗食盐中的 Mg^{2+}、Ca^{2+}、SO_4^{2-} 等离子？怎样检查这些离子是否已经沉淀完全？

2. 在除去 Ca^{2+}、Mg^{2+}、SO_4^{2-} 等离子时，为什么要先加入 $BaCl_2$ 溶液，然后再加入 Na_2CO_3 溶液？

3. 加盐酸酸化滤液的目的是什么？是否可用其他强酸（如 HNO_3）调节 pH？为什么？

实验四　五水硫酸铜的制备与提纯

一、实验目的

① 掌握五水硫酸铜的制备方法。
② 练习掌握溶解、过滤、加热、蒸发、结晶等基本操作技能。

二、实验原理

五水硫酸铜（化学式：$CuSO_4 \cdot 5H_2O$）为天蓝色晶体，也被称作硫酸铜晶体，俗称蓝矾、胆矾或铜矾。制备五水硫酸铜的方法有很多，本实验用氧化铜和稀硫酸反应制备，反应方程式如下：

$$CuO + H_2SO_4 == CuSO_4 + H_2O$$
$$CuSO_4 + 5H_2O == CuSO_4 \cdot 5H_2O$$

硫酸铜的溶解度随温度升高而增大，可用重结晶法提纯。不溶性杂质用过滤法除去，可溶性杂质（如 Fe^{3+} 和 Fe^{2+}），用氧化剂 H_2O_2 将 Fe^{2+} 氧化为 Fe^{3+}，调节 pH 值，并控制至在 3 左右（若 pH 值过大，会析出碱式硫酸铜的沉淀），加热煮沸，使 Fe^{3+} 水解成为 $Fe(OH)_3$ 沉淀而除去。

三、仪器与试剂

【仪器】台秤、玻璃棒、酒精灯、石棉网、烧杯（100mL）、蒸发皿、量筒、布氏漏斗、抽滤瓶、真空泵、表面皿、pH 试纸、滤纸。

【试剂】1mol/L H_2SO_4、3mol/L H_2SO_4、CuO 粉末、2mol/L NaOH 溶液、3% H_2O_2 溶液、蒸馏水。

四、实验步骤

（1）量取 10mL 3mol/L H_2SO_4 置于 100mL 的烧杯中，用小火加热，边加热边搅拌，慢慢撒入 CuO 粉末直到不再反应。待反应完全后，若发现溶液蒸发变少了，有少量蓝色晶体析出，可适当补充少量蒸馏水。趁热减压抽滤，将滤液转入蒸发皿中，加热搅拌，直至溶液表面出现晶膜[1]（相应注释见下文，余同），冷却结晶、抽滤，得 $CuSO_4 \cdot 5H_2O$ 粗晶体。

（2）将粗晶体加 20mL 蒸馏水加热溶解，边搅拌边滴加 1mL 3% H_2O_2 溶液，继续搅拌加热 3～5min 后，逐滴加入 2mol/L NaOH 溶液调节溶液的 pH 值至 3～4（用精密的 pH 试纸测定）。继续加热数分钟，待过量的 H_2O_2 完全分解后，趁热抽滤[2]，将滤液转入干净的蒸发皿中，用 1mol/L H_2SO_4 调节溶液的 pH 值至 1～2，然后小火加热、蒸发浓缩至溶液表面出现晶膜，冷却结晶、抽滤，即得纯的 $CuSO_4 \cdot 5H_2O$ 晶体，称重，观察晶体的形状、颜色并计算产率。

五、注释

【1】加热浓缩产品时表面有结晶膜即可，不要蒸干。

【2】趁热过滤时要先将过滤装置装备好，滤纸待抽滤时再润湿。

六、思考题

1. 加 H_2O_2 时，为什么要逐滴加入？为什么加完 H_2O_2 后，再继续加热数分钟？

2. 为什么可以用重结晶法提纯粗 $CuSO_4 \cdot 5H_2O$？

3. 蒸发、结晶制备 $CuSO_4 \cdot 5H_2O$ 时，为什么刚出现晶膜时就应停止加热，而不能将溶液蒸干？

实验五　三草酸合铁（Ⅲ）酸钾的制备

一、实验目的

① 掌握制备过程中的称量、水浴加热控温、蒸发、浓缩、结晶、干燥、倾析、常压过滤、减压过滤等系列化学基本操作。

② 加深对铁（Ⅲ）和铁（Ⅱ）化合物性质的了解。

③ 掌握三草酸合铁酸钾的制备。

二、实验原理

本实验首先由硫酸亚铁与草酸反应制备难溶的 $FeC_2O_4 \cdot 2H_2O$，然后在过量 $K_2C_2O_4$ 存在下，用 H_2O_2 氧化 FeC_2O_4 即可得到三草酸合铁（Ⅲ）酸钾，同时有 $Fe(OH)_3$ 生成，加入适量 $H_2C_2O_4$ 溶液可使 $Fe(OH)_3$ 转化为三草酸合铁（Ⅲ）酸钾配合物。反应方程式如下：

$$FeSO_4 + 2H_2O + H_2C_2O_4 =\!=\!= FeC_2O_4 \cdot 2H_2O \downarrow + H_2SO_4$$
$$6FeC_2O_4 \cdot 2H_2O + 3H_2O_2 + 6K_2C_2O_4 =\!=\!= 4K_3[Fe(C_2O_4)_3] + 2Fe(OH)_3 \downarrow + 12H_2O$$
$$2Fe(OH)_3 + 3H_2C_2O_4 + 3K_2C_2O_4 =\!=\!= 2K_3[Fe(C_2O_4)_3] + 6H_2O$$

三草酸合铁（Ⅲ）酸钾是翠绿色单斜晶体，溶于水，难溶于乙醇，往该化合物的水溶液中加入乙醇后，可析出 $K_3[Fe(C_2O_4)_3] \cdot 3H_2O$ 结晶。

三、仪器与试剂

【仪器】烧杯（200mL）、量筒、玻璃棒、布氏漏斗、抽滤瓶、真空泵、台秤、水浴锅、表面皿、滤纸。

【试剂】硫酸亚铁固体、3mol/L H_2SO_4、饱和草酸溶液、饱和 $K_2C_2O_4$ 溶液、3% H_2O_2 溶液、95%乙醇溶液、丙酮-乙醇混合溶液（丙酮与乙醇的体积比为1∶1）、KNO_3 溶液、蒸馏水。

四、实验步骤

1. 草酸亚铁的制备

称取 3.6g 硫酸亚铁固体放入 200mL 烧杯中，加入 3~4 滴 3mol/L H_2SO_4 溶液（防止硫酸亚铁固体溶于水时水解），再加入 15mL 蒸馏水，加热溶解后，在不断搅拌下加入 25mL 饱和草酸溶液，加热搅拌至沸，然后迅速搅拌片刻，防止飞溅。停止加热，静置，待黄色晶体草酸亚铁沉淀后倾析，弃去上层清液，用蒸馏水少量多次地将 $FeC_2O_4 \cdot 2H_2O$ 洗净，洗净的标准是最后洗涤液中检验不到 SO_4^{2-}。

2. 三草酸合铁（Ⅲ）酸钾的制备

往草酸亚铁沉淀中加入 10mL 饱和 $K_2C_2O_4$ 溶液，水浴加热至 40℃【1】，恒温搅拌下逐滴加入 20mL 3% H_2O_2 溶液，边加边搅拌，加完后将溶液加热至沸【2】。慢慢在水浴下加入 8mL 饱和草酸溶液【3】，至完全变成透明的翠绿色溶液【4】，在所得透明的翠绿色溶液中加入 25mL 95%乙醇溶液（为了加快结晶速度，可往其中滴加 KNO_3 溶液），将一小段棉线悬挂在溶液中，棉线可固定在一段比烧杯口径稍大的塑料条上。将烧杯盖好，在暗处放置数小时后，即有晶体 $K_3[Fe(C_2O_4)_3] \cdot 3H_2O$ 析出，晶体完全析出后，减压抽滤，用 10mL 丙酮-乙醇混合溶液淋洗滤饼，继续抽干，置于表面皿上，烘干、称重并计算产率。

五、注释

【1】不能采用酒精灯或电炉来加热，原因是 $FeC_2O_4 \cdot 2H_2O$ 晶体易暴沸，不易控制火候，宜采用沸水浴加热，比较安全且效果较佳。

【2】煮沸除去过量 H_2O_2 的时间不宜过长，否则使生成的 $Fe(OH)_3$ 沉淀颗粒变大，不利于配位反应的进行。

【3】配位过程中，$H_2C_2O_4$ 应逐滴加入，应控制在 pH 3~3.5，pH 值过低，会发生副反应：$2Fe(OH)_3 + Fe_2(C_2O_4)_3 + H_2C_2O_4 + 2H_2O =\!=\!= 4FeC_2O_4 \cdot 2H_2O \downarrow + 2CO_2 \uparrow$，使产物带有黄色的粉末，而且若 $H_2C_2O_4$ 过量太多容易形成 $H_2C_2O_4$ 晶体析出，使产物带有白色的粉末；pH 值过高，$Fe(OH)_3$ 溶解不充分。

【4】配位后应得到澄清的翠绿色三草酸合铁酸钾溶液，若溶液颜色为暗绿色，则配体

$C_2O_4^{2-}$ 不足，可适当补加饱和 $K_2C_2O_4$。

六、思考题
1. 哪些试剂不可以过量？为什么最后加入的草酸溶液要逐滴滴加？
2. 影响配合物稳定性的因素有哪些？

实验六 硫酸亚铁铵的制备

一、实验目的
① 学习复盐硫酸亚铁铵的制备方法。
② 练习和巩固水浴加热、蒸发浓缩、结晶、减压过滤等基本操作。

二、实验原理
硫酸亚铁铵 $(NH_4)_2Fe(SO_4)_2 \cdot 6H_2O$，俗称摩尔盐，是浅蓝绿色透明单斜晶系晶体，易溶于水，难溶于乙醇，在空气中比亚铁盐稳定，不易被氧化，在定量分析中常用于配制亚铁离子的标准溶液。本实验首先由铁与稀硫酸反应生成硫酸亚铁，再将制得的硫酸亚铁与等物质的量的硫酸铵在溶液中相互作用，经加热浓缩、冷却后即可生成溶解度较小的浅蓝绿色硫酸亚铁铵复盐晶体。反应方程式如下：

$$Fe + H_2SO_4 = FeSO_4 + H_2\uparrow$$

$$(NH_4)_2SO_4 + FeSO_4 + 6H_2O = (NH_4)_2SO_4 \cdot FeSO_4 \cdot 6H_2O$$

三、仪器与试剂
【仪器】锥形瓶、容量瓶、烧杯、量筒、玻璃棒、三角漏斗、布氏漏斗、抽滤瓶、酒精灯、表面皿、蒸发皿、石棉网、铁架台、铁圈、台秤、水浴锅、pH 试纸、滤纸。
【试剂】铁粉、3mol/L H_2SO_4、$(NH_4)_2SO_4$ 固体。

四、实验步骤
1. 硫酸亚铁的生成

称取 2g 铁粉放入锥形瓶中，加入 15mL 3mol/L H_2SO_4 溶液，水浴加热[1]（＜80℃）直至不再产生气泡为止（约需 40min）。在加热过程中不时加入少量水以补充蒸发掉的水分，防止 $FeSO_4$ 晶体的析出。趁热过滤，滤液立即转移至蒸发皿中。

2. 硫酸亚铁铵的制备[2]

在 $FeSO_4$ 溶液中加入 5g $(NH_4)_2SO_4$ 固体，混匀，用 3mol/L H_2SO_4 溶液调节 pH 值为 1~2，用小火蒸发浓缩至溶液表面出现晶膜为止（蒸发过程中不宜搅动），溶液放置慢慢冷却，即有硫酸亚铁铵晶体析出（必要时可用冰水浴冷却）。减压过滤，观察晶体的形状和颜色，称重并计算产率。

五、注释
【1】制备 $FeSO_4$ 时，水浴加热的温度不要超过 80℃，以免反应过于剧烈。

【2】在制备硫酸亚铁铵晶体时，溶液必须呈酸性，蒸发浓缩时不需要搅拌，不可浓缩至干。

六、思考题
1. 在铁与硫酸反应时，为什么采用水浴加热？
2. 制备硫酸亚铁铵过程中，溶液可能会呈现黄色，分析原因。

实验七　乙酸解离度与解离常数的测定

一、实验目的
① 掌握弱电解质解离度和解离常数的测定方法。
② 了解电位法测定溶液 pH 值的原理和方法，并掌握酸度计的使用。
③ 学会碱式滴定管的使用。
④ 掌握容量瓶、移液管的使用。

二、实验原理
乙酸（CH_3COOH，简写为 HAc）是弱电解质，在溶液中存在下列解离平衡：

$$HAc \rightleftharpoons H^+ + Ac^-$$

$$K_a = \frac{[H^+][Ac^-]}{[HAc]}$$

式中，K_a 为解离常数；$[H^+]$、$[Ac^-]$ 和 $[HAc]$ 分别为 H^+、Ac^- 和 HAc 的平衡浓度。

乙酸溶液的起始浓度（c）可以用 NaOH 标准溶液滴定测得。其离解出来的 H^+ 的浓度，可用酸度计测定乙酸溶液的 pH 值而得。从 $[H^+]=[Ac^-]$ 和 $[HAc]=c-[H^+]$ 的关系可求出 $[Ac^-]$ 和 $[HAc]$，代入公式中便可计算该温度下的 K_a 值。

根据解离度（α）定义，用 $\alpha = \dfrac{[H^+]}{c}$ 求出不同浓度乙酸的解离度。由于 HAc 的 K_a 与 α 之间存在下列关系：

$$K_a = \frac{c\alpha^2}{1-\alpha}$$

因此，亦可用此式测定 HAc 的解离常数。

三、仪器与试剂
【仪器】pHS-3C 型酸度计、容量瓶（100mL）、碱式滴定管（50mL）、锥形瓶（250mL）、烧杯（50mL）、移液管（5mL、10mL、50mL）、洗耳球、温度计等。

【试剂】已知浓度 NaOH 溶液（浓度约为 0.2mol/L）、待标定乙酸溶液（浓度约为 0.2mol/L）、酚酞指示剂、标准缓冲溶液（pH=4.00）。

四、实验步骤
1. 用 NaOH 标准溶液测定乙酸溶液的准确浓度

用移液管吸取 3 份 25.00mL HAc 溶液，分别置于 3 个 250mL 的锥形瓶中，各加入 2～

3滴酚酞指示剂，分别用标准 NaOH 溶液滴定至溶液呈微红色，半分钟内不褪色为止，记下所消耗 NaOH 溶液的体积，计算出 HAc 溶液的浓度（准确至四位有效数字）。

2. 配制不同浓度的乙酸溶液

用移液管分别吸取 50.00mL、10.00mL 和 5.00mL 已标定过的 HAc 溶液于 100mL 容量瓶中，用蒸馏水稀释至刻度，摇匀，制得各相应浓度的 HAc 溶液。

3. 测定上述四种浓度 HAc 溶液的 pH 值

用 4 个干燥的 50mL 烧杯，分别取 25mL 上述四种浓度的 HAc 溶液，由稀到浓分别用 pHS-3C 型酸度计测定它们的 pH 值，并记录温度。

根据 α 的定义式以及 K_a 与 α 的关系式，运用实验测得数据，计算出不同浓度 HAc 的 α 和 K_a 值，最后计算出在当时温度下的 K_a 平均值。数据记录如表 3-2 所示。

表 3-2 数据记录表

乙酸溶液的起始浓度(c)	pH 值	[H^+]	α	K_a	K_a 平均值

五、思考题

1. 不同浓度 HAc 溶液的解离度是否相同？离解常数是否相同？
2. 若 HAc 溶液的温度有明显变化，离解度和离解常数有何变化？

实验八 缓冲溶液的配制和性质

一、实验目的

① 掌握缓冲溶液的配制方法。
② 掌握缓冲溶液的性质和缓冲容量的测定。
③ 学会酸度计和酸式滴定管的准确使用方法。

二、实验原理

缓冲溶液具有抵抗外来少量强酸（或强碱）而保持其 pH 值基本不变的能力。缓冲溶液一般是由足够浓度、适当比例的弱的共轭酸碱对组成的混合溶液，它的 pH 值可用下式计算：

$$pH = pK_a + \lg \frac{[共轭碱]}{[共轭酸]}$$

式中，K_a 为组成缓冲溶液共轭酸的解离常数，$pK_a = -\lg K_a$。上式表明：缓冲溶液的 pH 值同时取决于弱酸的 K_a 以及缓冲比。

在配制缓冲溶液时，若使用相同浓度的共轭酸和共轭碱，则可用它们的体积比表示：

$$pH = pK_a + \lg \frac{V_{共轭碱}}{V_{共轭酸}}$$

由上式计算所得的 pH 值是近似的，要准确计算配制溶液的 pH 值时，必须考虑到离子活度的影响。

三、仪器与试剂

【仪器】量筒（100mL）、刻度吸管（1mL、10mL）、烧杯（100mL、250mL）、酸度计、洗耳球、玻璃棒。

【试剂】HAc 溶液（0.1mol/L、2mol/L）、NaAc 溶液（0.1mol/L）、蒸馏水、Na_2HPO_4 溶液（0.2mol/L）、KH_2PO_4 溶液（0.2mol/L、2mol/L）、NaOH 溶液（1mol/L、2mol/L）、HCl 溶液（1mol/L）、NaCl 溶液（0.9%）。

四、实验步骤

1. 缓冲溶液的配制

（1）计算配制 pH=4.60 的缓冲溶液 40mL 所需 0.1mol/L HAc 溶液和 0.1mol/L NaAc 溶液的用量（pK_a=4.75）。根据计算量，用量筒分别量取相应体积的 HAc 溶液和 NaAc 溶液置于 100mL 烧杯中，混匀，用酸度计测定其 pH 值，若 pH 值不等于 4.60，可用 2mol/L NaOH 或 2mol/L HAc 溶液调节，使其为 4.60。

（2）计算配制 pH 值为 7.40 缓冲溶液 160mL 所需的 0.2mol/L Na_2HPO_4 和 0.2mol/L KH_2PO_4 溶液的用量（pK_{a2}=7.21）。根据计算量，用量筒分别量取相应体积的 KH_2PO_4 溶液和 Na_2HPO_4 溶液置于 250mL 烧杯中，混匀，用酸度计测定其 pH 值，并用 2mol/L NaOH 或 2mol/L KH_2PO_4 溶液调节其 pH 值为 7.40，保留备用。

2. 缓冲溶液的性质

按表 3-3 量取各种溶液，并测其 pH 值。根据加入酸、碱、纯水前后 pH 值的变化，说明缓冲液具有的性质。

表 3-3　在缓冲溶液中加入酸、碱与纯水后对各溶液 pH 值的影响

编号	缓冲溶液	体积/mL	pH_1	加入酸、碱与纯水	体积/mL	pH_2	ΔpH	缓冲容量
1	0.2mol/L Na_2HPO_4-KH_2PO_4	40		1mol/L HCl	0.25			
2	0.2mol/L Na_2HPO_4-KH_2PO_4	40		1mol/L NaOH	0.25			
3[①]	0.2mol/L Na_2HPO_4-KH_2PO_4	40		纯水	40			
4	0.9% NaCl	40		1mol/L HCl	0.25			
5	0.9% NaCl	40		1mol/L NaOH	0.25			
6	0.1mol/L Na_2HPO_4-KH_2PO_4	40		1mol/L HCl	0.25			
7	0.1mol/L Na_2HPO_4-KH_2PO_4	40		1mol/L NaOH	0.25			

① 3 中的溶液留下供 6、7 用。

五、思考题

1. 缓冲溶液除抵抗少量酸、碱作用外，能否抵抗少量水的稀释？稀释前后缓冲容量是

否相同？

2. 配制的缓冲溶液，其 pH 值的计算值与实验测定值为何不相同？哪些因素造成其差异？

实验九　酸碱标准溶液的配制和体积比较

一、实验目的

① 掌握常用滴定分析仪器的使用方法。
② 掌握 NaOH、HCl 标准溶液的相互滴定。
③ 通过练习滴定操作，初步掌握半滴操作和用指示剂确定终点的方法。

二、实验原理

酸碱滴定中常用盐酸和氢氧化钠溶液作为标准溶液，但由于浓盐酸易挥发，氢氧化钠易吸收空气中的水分和二氧化碳，因此不能直接配制准确浓度的溶液，通常需先配制近似浓度的溶液，然后再用适当的基准物质标定其准确浓度。

酸碱反应的实质是 $H_3O^+ + OH^- = 2H_2O$，当 HCl 和 NaOH 完全反应时：

$$n_{HCl} = n_{NaOH}$$
$$c_{HCl}V_{HCl} = c_{NaOH}V_{NaOH}$$

通过 HCl 溶液与 NaOH 溶液的比较滴定，可以确定两种溶液体积的比例，如果已知 HCl 溶液的准确浓度，就可由上式计算出 NaOH 溶液的准确浓度。

三、仪器与试剂

【仪器】 量筒（10mL、100mL、500mL）、试剂瓶（500mL）、锥形瓶（250mL）、酸式滴定管（50mL）、碱式滴定管（50mL）、滴定台、洗瓶、烧杯（50mL、150mL）、滴管、洗耳球、玻璃棒。

【试剂】 4mol/L HCl、4mol/L NaOH、甲基橙指示剂、蒸馏水、铬酸溶液。

四、实验步骤

1. 近似 0.1mol/L HCl 溶液及 0.1mol/L NaOH 溶液配制

(1) 计算配制 0.1mol/L HCl 溶液 400mL 需用 4mol/L HCl 的体积（mL）。

(2) 用量筒量取算得的 4mol/L HCl 溶液的体积，倒入具有玻璃塞而洁净的 500mL 试剂瓶内，加蒸馏水至 400mL 刻度线，塞好玻璃塞，充分摇匀，贴上标签（写明试剂名称、班级、姓名及配制日期）。

(3) 计算配制 0.1mol/L NaOH 溶液 400mL 需用 4mol/L NaOH 的体积（mL）。

(4) 用量筒量取算得的 4mol/L NaOH 溶液的体积，倒入具有橡胶塞而洁净的 500mL 试剂瓶内，加蒸馏水至 400mL 刻度线，塞好瓶塞，充分摇匀，贴上标签（写明试剂名称、班级、姓名及配制日期）。

2. 酸碱标准溶液浓度的比较

(1) 分别用铬酸溶液、蒸馏水洗净酸式、碱式滴定管，并检查是否漏水。

（2）若不漏水，则用上述新配制的 0.1mol/L HCl 润洗酸式滴定管 2～3 次（每次用量 5～10mL），洗液分别从滴定管两端弃去，然后装液至"0"刻度线以上，排除管尖的气泡，调节滴定管内溶液的凹液面在"0"刻度或稍低于"0"刻度处，静置 1min 后，在实验报告上准确记录初始读数（准确读至小数点后第二位）。

（3）用 0.1mol/L NaOH 润洗碱式滴定管 2～3 次后装液、排气泡，调零并记录初始读数。

（4）由碱式滴定管放出 25.00mL NaOH 于 250mL 锥形瓶内，加入甲基橙指示剂 2 滴，此时，溶液呈黄色。

（5）由酸式滴定管将酸液滴入装有碱液的 250mL 锥形瓶中，不断摇动锥形瓶，使溶液混匀，将近终点时，用洗瓶中的蒸馏水淋洗锥形瓶内壁，把溅起附着在内壁上的溶液冲下，继续逐渐滴入 HCl 溶液，直至溶液恰至橙色，即为终点，准确记录酸式滴定管的最终读数。前后两次读数之差，即为滴定时所消耗 HCl 标准溶液的毫升数。

（6）重复上述操作平行滴定三次，计算 HCl 和 NaOH 溶液的体积比。

五、思考题

1. 酸式滴定管在使用前需要做何检查？如发现漏水将如何处理？
2. 半滴是怎样操作的？什么情况下需操作半滴？
3. 为什么用 HCl 滴定 NaOH 时常用甲基橙作指示剂？而用 NaOH 滴定 HCl 时却用酚酞作指示剂？

实验十　HCl 标准溶液的标定

一、实验目的

① 掌握用无水碳酸钠作基准物质标定 HCl 的原理和方法。
② 巩固滴定操作技术。

二、实验原理

用一级标准物质（或称基准物）来确定未知浓度的标准溶液的操作过程，称为标定。

常用于标定盐酸的基准物有分析纯的无水碳酸钠（Na_2CO_3）或硼砂（$Na_2B_4O_7 \cdot 10H_2O$）。用碳酸钠（$M=106g/mol$）标定 HCl 溶液的反应方程式如下：

$$Na_2CO_3 + 2HCl = 2NaCl + H_2O + CO_2\uparrow$$

滴定到达化学计量点时，溶液呈酸性，可选用甲基橙作指示剂，溶液由黄色变成橙色即为终点。

标定 NaOH 溶液的基准物质常用分析纯的邻苯二甲酸氢钾（$KHC_8H_4O_4$）或草酸（$H_2C_2O_4 \cdot 2H_2O$）。

三、仪器与试剂

【仪器】量筒（10mL、100mL、500mL）、试剂瓶（500mL）、煤气灯（或酒精灯）、锥形瓶（250mL）、酸式滴定管（50mL）、分析天平、滴定台、洗瓶、烧杯（100mL）、滴管、容量瓶（100mL）、容量吸管（25mL）、洗耳球、玻璃棒。

【试剂】 4mol/L HCl、4mol/L NaOH、无水 Na_2CO_3（固体，分析纯）、甲基橙指示剂。

四、实验步骤

1. 无水 Na_2CO_3 基准物质的配制

在分析天平上准确称取无水 Na_2CO_3 约 0.53g，精密称定并记录质量，加少量蒸馏水溶解于 100mL 烧杯中，然后转移至 100mL 容量瓶中，用少量的蒸馏水涮洗烧杯 2~3 次，每次涮洗液均转移入容量瓶中，最后用蒸馏水稀释至标线，盖好瓶塞，摇匀。

2. HCl 溶液浓度的标定

（1）将洁净的酸式滴定管，用少量上述配制好的近似 0.1mol/L HCl 溶液（见实验九）润洗 2~3 次，然后装入该 HCl 溶液，使液面恰好在刻度线 "0" 或稍低于刻度线 "0" 处，静置 1min，在实验报告上准确记录滴定管的最初读数。

（2）取 25mL 容量吸管，用少量上述准确配制的 Na_2CO_3 基准物质溶液润洗 2~3 次后，吸取 Na_2CO_3 溶液 25.00mL 置于锥形瓶中，加甲基橙指示剂 2 滴，均匀混合。

（3）从滴定管中将 HCl 溶液滴入锥形瓶中，不断振摇，溶液接近滴定终点时，用洗瓶冲洗容器内壁，加热煮沸以除去 CO_2，然后再继续逐滴加入 HCl 溶液，滴至锥形瓶中溶液由黄色恰变为橙色。静置 1min，记录滴定管最终读数，前后两次读数之差，即为滴定时所消耗 HCl 标准溶液的毫升数。

（4）平行标定 3 次，记录数据（注意每次滴定应从 "0" 或接近 "0" 的任一刻度开始，以消除因滴定管刻度不均匀造成的误差），分别计算出盐酸的准确浓度。

（5）由 HCl 溶液和 NaOH 溶液体积比（见实验九数据）以及 HCl 溶液的浓度，计算出 NaOH 溶液的准确浓度。实验记录与数据处理如表 3-4 所示。

表 3-4 0.1mol/L HCl 溶液的标定

项目	1	2	3
$m_{Na_2CO_3}$/g			
V_{HCl}/mL			
c_{HCl}/(mol/L)			
c_{HCl} 平均值/(mol/L)			
相对偏差			
平均相对偏差			

五、思考题

1. 为什么每次滴定的初读数，都要从 "0" 或 "0" 附近的刻度开始？
2. 下列操作的情况，对标定 HCl 溶液的浓度是否有影响？其结果怎样？
（1）装入 HCl 溶液的滴定管没有用 HCl 溶液润洗。
（2）滴定管中 HCl 溶液的最初读数应为 0.01mL，而记录数据时，误记为 0.10mL。

(3) 锥形瓶用 Na_2CO_3 溶液润洗。

实验十一 混合碱中碳酸钠、碳酸氢钠的含量测定

一、实验目的
① 掌握双指示剂法测定混合碱各组分含量的原理和方法。
② 进一步熟悉滴定操作和滴定终点的判断。

二、实验原理
混合碱是 NaOH 和 Na_2CO_3 或 Na_2CO_3 和 $NaHCO_3$ 等类似的混合物，可采用双指示剂法进行分析，并测定各组分的含量。

本实验中混合碱是由 Na_2CO_3 和 $NaHCO_3$ 组成，先以酚酞作指示剂，用 HCl 标准溶液滴至红色刚刚消失，这时 Na_2CO_3 被滴至 $NaHCO_3$，此时为第一终点，记录用去 HCl 溶液的体积 V_1，发生的反应如下：

酚酞变色时：$\qquad CO_3^{2-} + H^+ \Longrightarrow HCO_3^-$

然后加入甲基橙指示剂，用 HCl 继续滴至溶液由黄色变为橙色，此时所有的 $NaHCO_3$（包括 Na_2CO_3 被 HCl 滴定至第一终点生成的 $NaHCO_3$ 和混合碱中原有的 $NaHCO_3$）被滴至 H_2CO_3，记录用去的 HCl 溶液的体积为 V_2，此时为第二终点。

甲基橙变色时：$\qquad HCO_3^- + H^+ \Longrightarrow H_2CO_3(CO_2 + H_2O)$

由反应式可知：$V_2 > V_1$，且 Na_2CO_3 消耗 HCl 标准溶液的体积为 $2V_1$，$NaHCO_3$ 消耗 HCl 标准溶液的体积为 $V_2 - V_1$，据此可求得混合碱中 Na_2CO_3 和 $NaHCO_3$ 的含量。

三、仪器与试剂
【仪器】分析天平、酸式滴定管（50mL）、移液管（10mL、25mL）、量筒（10mL）、试剂瓶（500mL）容量瓶（100mL）、锥形瓶（250mL）、烧杯（100mL）、滴管、洗耳球、玻璃棒、洗瓶等。

【试剂】无水碳酸钠（AR）、甲基橙指示剂、0.1mol/L HCl、酚酞指示剂、混合碱、蒸馏水。

四、实验步骤

1. 0.1mol/L HCl 溶液的配制

用洁净的 10mL 量筒量取浓盐酸 4.5mL，倒入事先已加入少量蒸馏水的 500mL 洁净的试剂瓶中，用蒸馏水稀释至 500mL，盖上玻璃塞，摇匀，贴好标签。

2. 0.1mol/L HCl 溶液的标定

取无水碳酸钠约 0.53g，精密称定并记录质量，加蒸馏水溶解，然后转移至 100mL 容量瓶中，定容，盖好瓶塞，摇匀。吸取 Na_2CO_3 溶液 25.00mL 置于锥形瓶中，再往锥形瓶中加入甲基橙指示剂 1～2 滴，用配制好的 HCl 溶液滴定至溶液刚刚由黄色变为橙色即为终点，记录所消耗 HCl 溶液的体积。平行标定三份，计算 c_{HCl} 和标定结果的相对偏差。

3. 混合碱的含量测定

精密称取混合碱 0.1500~0.2000g 三份，分别置于 250mL 锥形瓶中，各加 25mL 蒸馏水溶解，加 2 滴酚酞指示剂，用 HCl 标准溶液滴至红色刚刚消失即为终点，记录消耗 HCl 标准溶液的体积 V_1，再加入 1 滴甲基橙指示剂，继续用 HCl 滴至溶液由黄色变为橙色，记录消耗 HCl 溶液的体积 V_2。平行标定 3 次，根据消耗 HCl 标准溶液的体积 V_1 与 V_2 的关系，计算出混合碱试液中 Na_2CO_3 和 $NaHCO_3$ 的含量和相对平均偏差，其相对偏差应在 0.5% 以内。

4. 数据记录和处理

计算公式：

$$w_{Na_2CO_3} = \frac{c_{HCl} V_1 M_{Na_2CO_3} \times 10^{-3}}{m_{混合碱}} \times 100\%$$

$$w_{NaHCO_3} = \frac{c_{HCl}(V_2 - V_1) M_{NaHCO_3} \times 10^{-3}}{m_{混合碱}} \times 100\%$$

0.1mol/L HCl 溶液标定的实验记录与数据处理如表 3-4 所示，混合碱中碳酸钠、碳酸氢钠含量测定的实验记录与数据处理如表 3-5 所示。

表 3-5 混合碱中碳酸钠、碳酸氢钠的含量测定

项目	1	2	3
混合碱的质量 $m_{混合碱}$/g			
c_{HCl}/(mol/L)			
V_1/mL			
V_2/mL			
$w_{Na_2CO_3}$			
w_{NaHCO_3}			
相对偏差			
平均相对偏差			

五、思考题

1. 混合碱滴定时，第一个化学计量点溶液的 pH 值如何计算？用酚酞作指示剂时变色不敏锐，为避免这个问题，还可选用什么指示剂？
2. $NaHCO_3$ 水溶液的 pH 值与其浓度有无关系？

实验十二 $KMnO_4$ 标准溶液的配制及标定

一、实验目的

① 学会 $KMnO_4$ 溶液的配制方法。
② 掌握用 $Na_2C_2O_4$ 标定 $KMnO_4$ 溶液的原理和方法。
③ 掌握自身指示剂指示终点的方法。

二、实验原理

市售的 $KMnO_4$ 中常含有少量 MnO_2 和其他杂质，而且蒸馏水中也常含有微量还原性物质，它们可与 $KMnO_4$ 反应而析出 MnO_2 和 $MnO(OH)_2$ 沉淀，且 MnO_2 有催化作用，能促进 $KMnO_4$ 分解。此外，热、光、酸、碱等也能促进 $KMnO_4$ 溶液的分解，因此，$KMnO_4$ 标准溶液不能用直接法配制。

标定 $KMnO_4$ 溶液的基准物质有 $Na_2C_2O_4$、$H_2C_2O_4 \cdot 2H_2O$。其中，$Na_2C_2O_4$ 不含结晶水、容易提纯、没有吸湿性，是常用的基准物质。

在稀 H_2SO_4 溶液中，将 $Na_2C_2O_4$ 溶液加热至 75~85℃，MnO_4^- 能与 $C_2O_4^{2-}$ 定量反应，生成二氧化碳和水，其反应式为：

$$2MnO_4^- + 5C_2O_4^{2-} + 16H^+ = 2Mn^{2+} + 10CO_2\uparrow + 8H_2O$$

此反应在室温下进行得很慢，必须加热至 75~85℃，以加快反应的进行。但温度也不宜过高，否则容易引起草酸分解。在 H_2SO_4 介质中进行反应，酸度不能太高也不能太低；不能用 HNO_3 或 HCl 调节酸度。滴定终点以微红色半分钟内不褪色为标准。

三、仪器与试剂

【仪器】台秤、分析天平、锥形瓶（250mL）、量筒（10mL、100mL、500mL）、煤气灯（或酒精灯）、棕色试剂瓶（550mL）、漏斗、玻璃纤维、酸式滴定管（50mL）、滴定台、洗瓶、漏斗架。

【试剂】$KMnO_4$（固体）、$Na_2C_2O_4$（固体，AR）、6mol/L H_2SO_4、蒸馏水。

四、实验步骤

1. 0.02mol/L $KMnO_4$ 的配制

用台秤称取 1.5g $KMnO_4$，溶于 500mL 蒸馏水中，置于暗处密闭保存两周（或经煮沸 15min 后，冷却，密闭静置两天以上），使溶液中可能存在的还原物质完全氧化，然后通过玻璃纤维过滤到干燥的棕色试剂瓶（550mL）中，以待标定。

2. $KMnO_4$ 溶液的标定

用分析天平准确称取经 105~110℃烘至恒重的 $Na_2C_2O_4$ 0.13~0.15g 3 份，分别置于 3 个 250mL 锥形瓶中，各加 50mL 蒸馏水及 6mol/L H_2SO_4 溶液 10mL，并加热至 75~85℃，趁热用 $KMnO_4$ 标准溶液滴定，刚开始反应较慢，滴入 5.00mL $KMnO_4$ 标准溶液摇动，待溶液褪色，再继续滴加 $KMnO_4$（此时生成的 Mn^{2+} 起催化作用）。随着反应速率的加快，滴定速度也可逐渐加快，但滴定中始终不能过快，尤其近等量点时，更要小心滴加，不断摇动或搅拌，至溶液呈微红色并保持半分钟内不褪色为止。记录 $KMnO_4$ 溶液消耗的体积，平行标定 3 次，计算 $KMnO_4$ 溶液的浓度和相对平均偏差。

五、思考题

1. 配制 $KMnO_4$ 溶液时，应注意哪些问题？

2. 为什么要将 $KMnO_4$ 标准溶液中 MnO_2 等沉淀过滤掉？为何不能用滤纸而用玻璃纤维过滤？

3. 用 $KMnO_4$ 标准溶液滴定 $Na_2C_2O_4$ 时,为什么 $Na_2C_2O_4$ 溶液要先加热,为什么温度要控制在 75~85℃ 范围内?

实验十三　$KMnO_4$ 法测定双氧水中 H_2O_2 的含量

一、实验目的

① 掌握 $KMnO_4$ 法测定双氧水中 H_2O_2 含量的原理和方法。
② 通过 H_2O_2 含量的测定,加深对 $KMnO_4$ 法特点的理解。

二、实验原理

在稀的 H_2SO_4 溶液中(室温),H_2O_2 能定量地被 $KMnO_4$ 氧化。因此,可用 $KMnO_4$ 法直接测定双氧水中 H_2O_2 的含量,其反应式为:

$$5H_2O_2 + 2MnO_4^- + 6H^+ =\!=\!= 2Mn^{2+} + 5O_2\uparrow + 8H_2O$$

开始滴定时,由于无 Mn^{2+} 存在,反应速率较慢,$KMnO_4$ 溶液颜色不易褪掉,当一旦开始了滴定,由于 Mn^{2+} 的自身催化作用,加快了反应速率,故能顺利地滴定到终点。

三、仪器与试剂

【仪器】刻度吸管(5mL)、容量瓶(100mL)、移液管、锥形瓶(250mL)、量筒(10mL)、酸式滴定管(50mL)、滴定台、洗瓶、洗耳球。

【试剂】1mol/L H_2SO_4、原装双氧水、$KMnO_4$ 标准溶液、蒸馏水。

四、实验步骤

用 5mL 刻度吸管准确吸取 1.00mL 双氧水试样溶液,置于 100mL 容量瓶中,用蒸馏水稀释到刻度,充分摇匀备用。用移液管移取稀释过的双氧水溶液 10.00mL 于 250mL 锥形瓶中,加 1mol/L H_2SO_4 20mL,用 $KMnO_4$ 标准溶液滴定至溶液呈微红色并保持半分钟内不褪色为止,记录 $KMnO_4$ 标准溶液消耗的体积。平行标定 3 次,计算试样中 H_2O_2 的质量浓度(g/L)和相对平均偏差。

五、思考题

1. 用 $KMnO_4$ 溶液滴定 H_2O_2 时,为什么要在 H_2SO_4 介质中进行?能否在 HNO_3 或 HCl 介质中进行滴定?$KMnO_4$ 法直接滴定双氧水时,有哪些注意事项?
2. $KMnO_4$ 和 H_2O_2 都是氧化剂?为什么 $KMnO_4$ 能氧化 H_2O_2?试解释之。

注意:工业品双氧水中含少量的有机物,如乙酰苯胺等(作稳定剂)。这些有机物能与 $KMnO_4$ 作用,使测定结果产生误差。在这种情况下,应改用碘量法进行含量测定。

实验十四　高锰酸钾的吸收光谱

一、实验目的

① 掌握吸收光谱曲线的绘制方法。

② 熟悉分光光度计的使用方法。

③ 了解同一物质、不同浓度溶液的吸收光谱曲线的特征及其最大吸收波长（λ_{max}）在分析化学上的意义。

二、实验原理

物质对光的吸收是有选择性的。当一束光通过某物质溶液时，除被物质反射那部分外，一部分光被物质吸收，另一部分光则透过溶液。根据 Lambert-Beer 定律，物质吸光度（A）的大小与其溶液浓度（c）成正比。

$$A = \varepsilon b c$$

式中，ε 为摩尔吸光系数。

为了描述物质对不同波长的光的选择性吸收作用，通常固定溶液浓度和液层的厚度，测量物质对不同波长光的吸光度，以波长为横坐标、吸光度 A 为纵坐标作图，所得曲线即为吸收曲线（或称吸收光谱）。吸收曲线中吸光度最大值处对应的波长称为最大吸收波长，以 λ_{max} 表示，对于同一物质，浓度不同，其吸收曲线的形状和 λ_{max} 的位置不变，只是在同一波长下吸光度随着浓度的增大而增大，据此可以进行物质的定量分析，在 λ_{max} 处测量的吸光度灵敏度最高，吸收曲线是吸光光度法选择测量波长的依据。

三、仪器与试剂

【仪器】烧杯（100mL）、试管、刻度吸管（5mL）、容量瓶（100mL）、722S 型分光光度计、表面皿（4.5cm）、分析天平、洗瓶、洗耳球、量筒（10mL）、玻璃棒。

【试剂】$KMnO_4$（固体，AR）、3mol/L H_2SO_4、蒸馏水。

四、实验步骤

（1）近似 4×10^{-4} mol/L $KMnO_4$ 溶液配制　用分析天平准确称量 $KMnO_4$ 0.006～0.007g 于 4.5cm 表面皿上，用少量蒸馏水淋洗至 100mL 烧杯中，加入 3mol/L H_2SO_4 溶液 1mL，待 $KMnO_4$ 完全溶解后，将溶液转入 100mL 容量瓶中，加水稀释至标线，摇匀。

（2）用 5mL 刻度吸管分别吸取 5mL 和 2.5mL 的上述（1）的 $KMnO_4$ 溶液置于两支试管中，各试管分别加入蒸馏水稀释至 10mL。

（3）用 722S 型分光光度计测量上述步骤（1）和步骤（2）中配制的三种不同浓度的 $KMnO_4$ 溶液的吸光度，测量的波长范围为 460～600nm，每间隔 10nm 测定一次；从 520～550nm，每间隔 5nm 再测定一次。

（4）以吸光度为纵坐标、波长为横坐标作吸收光谱曲线图，标出 λ_{max} 值，观察不同溶液的吸收光谱曲线图形，并解释三种不同 $KMnO_4$ 溶液在 λ_{max} 时的吸光度之间的关系。

五、思考题

1. 为何不同浓度 $KMnO_4$ 溶液的吸光谱曲线图形相似？λ_{max} 在定量分析中有何重要意义？

2. 测定时，为何用水作参比液？

实验十五　配位化合物的生成和性质

一、实验目的

① 了解配位化合物的生成、组成以及配位化合物与复盐的区别。
② 了解配离子与简单离子的区别。
③ 了解配位平衡与沉淀反应、氧化还原反应以及溶液酸度之间的关系。
④ 掌握试管实验，增强观察现象的能力。

二、实验原理

由一个金属离子和一定数目的中性分子或阴离子以配位键结合所形成的复杂离子称为配离子，由配离子形成的化合物称为配位化合物，简称配合物。

配离子在溶液中也能或多或少离解成简单离子（或分子），例如：

$$Ag(NH_3)_2^+ \rightleftharpoons Ag^+ + 2NH_3$$

$$K_{is} = \frac{[Ag^+][NH_3]^2}{[Ag(NH_3)_2^+]}$$

式中，K_{is}为配离子的不稳定常数，它表示配离子离解成简单离子（或成分）的趋势的大小。

配离子的离解平衡也是一种化学平衡，若改变体系的某一条件，如浓度、酸碱性等，平衡将发生移动。

三、仪器与试剂

【仪器】试管、定性滤纸等。

【试剂】NaOH（0.1mol/L、0.5mol/L、2mol/L）、6mol/L $NH_3 \cdot H_2O$ 溶液、0.1mol/L $AgNO_3$ 溶液、0.1mol/L NaCl 溶液、0.1mol/L KI 溶液、无水乙醇、饱和 $CuSO_4$ 溶液、$HgCl_2$ 溶液（0.1mol/L、0.25mol/L）、0.1mol/L KSCN 溶液、0.1mol/L $K_3[Fe(CN)_6]$ 溶液、0.1mol/L $(NH_4)Fe(SO_4)_2$ 溶液、0.1mol/L $KAl(SO_4)_2$、KF（固体）、4mol/L NH_4F 溶液、0.5mol/L $FeCl_3$ 溶液、0.1mol/L $SnCl_2$ 溶液、9mol/L H_2SO_4 溶液、0.1mol/L NaBr 溶液、0.1mol/L $Na_2S_2O_3$ 溶液、0.2mol/L $NiSO_4$ 溶液、0.1mol/L $BaCl_2$ 溶液、0.25mol/L $CuSO_4$ 溶液、1%茜素磺酸钠溶液。

四、实验步骤

1. 配位化合物的生成和组成

(1) $[Cu(NH_3)_4]SO_4 \cdot H_2O$ 的生成　取一支试管，加入饱和 $CuSO_4$ 溶液 8～9 滴，再加入 6mol/L $NH_3 \cdot H_2O$ 溶液 1 滴，观察有无沉淀生成；然后再加入过量的氨水，观察现象，写出反应式。

将上述溶液等量分在两支试管中，保留一支试管内的溶液留作下列步骤 3 (1) 使用；另一支试管中逐滴加入无水乙醇至析出结晶，溶液呈浑浊为止。静置数分钟，观察溶液底层析出的结晶，写出反应式。

(2) $[HgI_4]^{2-}$ 生成 取一支试管，加入 0.25mol/L $HgCl_2$ 溶液 2~3 滴，然后滴加 0.1mol/L KI 溶液，观察有无沉淀生成，再滴入过量的 KI 溶液，观察现象，写出反应式，溶液留下作下列步骤 3（2）用。

(3) 配位化合物的内界和外界 取两支试管，各加入 0.2mol/L $NiSO_4$ 溶液 10 滴，然后在这两支试管中分别加入少量 0.1mol/L $BaCl_2$ 溶液和 0.1mol/L NaOH 溶液，观察现象，写出反应式。

另取一支试管，加入 0.2mol/L $NiSO_4$ 溶液 20 滴，再逐滴加入 6mol/L $NH_3 \cdot H_2O$ 溶液，边加边振荡试管，待生成的沉淀完全溶解后再适当多加些氨水，将此溶液等量分装在两支试管中，其中一支加入少量 0.1mol/L $BaCl_2$ 溶液，在另一支中加入少量 0.1mol/L NaOH 溶液，观察现象，根据实验结果，解释配位化合物的内界和外界的组成。

2. 配位化合物与复盐的区别

$K_3[Fe(CN)_6]$ 与 $(NH_4)Fe(SO_4)_2$ 的区别：取两支试管，在一支试管中加入 0.1mol/L $K_3[Fe(CN)_6]$ 溶液 10 滴，另取一支试管中加入 0.1mol/L $(NH_4)Fe(SO_4)_2$ 溶液 10 滴，然后在两支试管中分别逐滴加入 0.1mol/L KSCN 溶液，观察两支试管内有何变化，解释产生不同现象的原因，写出反应式。

3. 配离子与简单离子的区别

(1) Cu^{2+} 与 $[Cu(NH_3)_4]^{2+}$ 的区别 取两支试管，在一支试管中加入 0.25mol/L $CuSO_4$ 溶液 5 滴，在另一支试管中加入步骤 1（1）中已制备的 $[Cu(NH_3)_4]SO_4$ 溶液 5 滴，然后各加入 0.5mol/L NaOH 溶液 2 滴，观察试管内有何变化，解释产生不同现象的原因，写出反应式。

(2) Hg^{2+} 与 $[HgI_4]^{2-}$ 的区别 取两支试管，在一支试管中加入 0.25mol/L $HgCl_2$ 溶液 5 滴，在另一支试管中加入实验步骤 1（2）中已制备的 $[HgI_4]^{2-}$ 溶液 5 滴，然后加入 0.1mol/L KI 溶液 2 滴，观察两支试管的实验现象有何不同，并给以解释。

4. 配离子稳定性的比较

取两支试管，各加入 0.1mol/L $AgNO_3$ 溶液 1~2 滴，在一支试管中加入 0.1mol/L $Na_2S_2O_3$ 溶液，直到生成的沉淀又溶解后，再过量加入 2 滴，在另一支试管中逐滴加入 6mol/L $NH_3 \cdot H_2O$ 溶液，待生成的沉淀又溶解后，再过量加入 2 滴，然后向两支试管中各加入数滴 0.1mol/L NaBr 溶液，观察是否都有沉淀产生，比较两种配离子稳定性的相对大小，并解释之。

5. 配位平衡的移动

(1) 配位平衡与沉淀溶解平衡的关系 取一支试管，加入 0.1mol/L $AgNO_3$ 溶液 5 滴，再加入 6mol/L $NH_3 \cdot H_2O$ 溶液 15 滴，将此溶液等量分装在两支试管中，在一支试管中加入 0.1mol/L KI 溶液 2~3 滴，而在另一支试管中加入 0.1mol/L NaCl 溶液 2~3 滴，观察两支试管中有无沉淀生成，试根据溶度积的大小，解释实验现象，并写出反应式。

(2) 配位平衡与氧化还原反应的关系 取一支试管，加入 0.1mol/L $HgCl_2$ 溶液 5 滴，并逐滴加入 0.1mol/L $SnCl_2$ 溶液，观察沉淀的生成与颜色的变化，写出反应式。

另取一支试管，加入 0.1mol/L $HgCl_2$ 溶液 5 滴，逐滴加入 0.1mol/L KI 溶液至红色沉淀消失后再过量加入几滴，再逐滴加入 0.1mol/L $SnCl_2$ 溶液，所得结果与上述实验相比有何不同？给以解释。

（3）配位平衡与介质的酸碱性的关系　取一支试管，加入 0.5mol/L $FeCl_3$ 溶液 15 滴，再逐滴加入 4mol/L NH_4F 溶液至试管溶液呈无色，将此溶液等量分成两份，分别滴加 2mol/L NaOH 溶液和 9mol/L H_2SO_4 溶液（反应会产生 HF，最好在通风橱内进行），观察现象，并写出有关反应式。

五、思考题

1. 总结本实验中所观察到的现象，说明哪些因素影响配位平衡。
2. 在有过量氨存在的 $[Cu(NH_3)_4]^{2+}$ 配离子溶液中，加入 NaOH 或 HCl 稀溶液，对配离子分别有何影响？

实验十六　氧化还原与电极电位

一、实验目的

① 了解电极电位与氧化还原反应的关系。
② 定性比较电极电位高低。
③ 熟悉常见的氧化剂和还原剂。
④ 了解影响氧化还原反应的因素。

二、实验原理

氧化还原反应是组成原电池的两个氧化还原电对之间传递电子的反应，每个电对给出或接受电子的能力取决于该电对电极电位的高低。在氧化还原反应中，氧化还原电对电极电位的高低可以用 Nernst 方程式表示。

$$E = E^{\ominus} + \frac{RT}{nF} \ln \frac{[氧化态]}{[还原态]}$$

式中，$E^{\ominus}$ 为标准电极电位，其大小取决于氧化还原反应电极的本性；R 为气体常数；T 为热力学温度；F 为法拉第常数；n 为电极反应中转移的电子数。

影响电极电位 E 的其他因素，如浓度、介质酸度、沉淀生成、配位反应等可通过影响浓度项来影响氧化还原电对的电极电位大小。

催化剂可以改变反应的活化能，也可以改变氧化还原反应速率，但不能改变化学平衡。

三、仪器与试剂

【仪器】试管、酒精灯、烧杯（100mL）等。

【试剂】0.1mol/L KI、0.1mol/L $FeCl_3$、CCl_4、溴水、碘水、氯水、0.1mol/L $K_3[Fe(CN)_6]$、0.1mol/L KBr、0.1mol/L $FeSO_4$、0.1mol/L KSCN、1mol/L H_2SO_4、0.1mol/L H_2O_2、0.01mol/L $KMnO_4$、$NaBiO_3$（固体）、$MnSO_4$（0.01mol/L、0.2mol/L）、锌粒、HNO_3（0.2mol/L、6mol/L、16mol/L）、0.05mol/L $Na_2S_2O_3$、0.05mol/L I_2、0.1mol/L $HgCl_2$、0.2mol/L $SnCl_2$、6mol/L NaOH、0.1mol/L KIO_3、0.01mol/L Na_2SO_3、0.2mol/L

$ZnSO_4$、2mol/L $H_2C_2O_4$、3mol/L NH_4F。

四、实验步骤

1. 定性比较电极电位的高低

(1) 在试管中加入 0.1mol/L KI 溶液 1 滴和 0.1mol/L $FeCl_3$ 溶液 2 滴，振荡后有何现象？再加入 10 滴 CCl_4，充分振荡，观察 CCl_4 层的颜色有何变化？试管中发生什么反应？再往溶液中加入 0.1mol/L $K_3[Fe(CN)_6]$ 溶液 2 滴，观察现象，写出反应式。

用 0.1mol/L KBr 溶液代替 0.1mol/L KI 溶液进行相同的实验，能否发生上述反应？为什么？

(2) 在试管中加入 0.1mol/L $FeSO_4$ 溶液 10 滴，再加入数滴溴水，振荡后滴加 0.1mol/L KSCN 溶液，此溶液呈什么颜色？试管中发生了什么反应？

用碘水代替溴水进行相同的实验，能否发生该反应？为什么？

根据以上实验，定性比较 I_2-I^-，Br_2-Br^- 和 Fe^{3+}-Fe^{2+} 三个氧化还原电对的电极电位的高低，并指出何为强氧化剂？何为强还原剂？

2. 常见的氧化剂和还原剂的反应

(1) H_2O_2 的氧化性　在试管中加入 0.1mol/L KI 溶液 10 滴，再加入 2～3 滴 1mol/L H_2SO_4 溶液酸化，然后逐滴加入 0.1mol/L H_2O_2 溶液，振荡试管并观察现象，写出反应式。

(2) $KMnO_4$ 的氧化性　在试管中加入 0.01mol/L $KMnO_4$ 溶液 10 滴，再加入 10 滴 1mol/L H_2SO_4 溶液酸化，然后逐滴加入 0.1mol/L $FeSO_4$ 溶液，振荡试管并观察现象，写出反应式。

(3) $NaBiO_3$ 的氧化性　在试管中加入 0.01mol/L $MnSO_4$ 溶液 10 滴，再加 10 滴 6mol/L HNO_3 溶液酸化，然后加入少许 $NaBiO_3$ 固体搅拌，静置片刻，观察上清液的颜色变化，写出反应式。

(4) $Na_2S_2O_3$ 的还原性　在试管中加入 0.05mol/L $Na_2S_2O_3$ 溶液 10 滴，然后逐滴加入 0.05mol/L I_2 溶液，解释所观察到的现象，写出反应式。

(5) $SnCl_2$ 的还原性　在试管中加入 0.1mol/L $HgCl_2$ 溶液 5 滴，然后再加入 0.2mol/L $SnCl_2$ 溶液 1～2 滴，观察生成沉淀的颜色，写出反应式。继续滴加 $SnCl_2$ 溶液，沉淀转变为何种颜色？解释所观察到的现象，写出反应式。

(6) KI 的还原性　在试管中加入 0.1mol/L KI 溶液 10 滴，逐滴加入氯水，边加边振荡试管，注意观察溶液颜色的变化，继续滴加氯水，溶液颜色又有何变化？写出反应式。

3. 影响氧化还原反应的因素

(1) 浓度对氧化还原反应的影响　在两支各盛有一粒锌的试管中，分别加入 16mol/L HNO_3 溶液 1mL 和 0.2mol/L HNO_3 溶液 1mL，观察所发生的现象，说明不同浓度的 HNO_3 溶液与锌粒作用的反应产物和反应速率有何不同。

(2) 介质酸度对氧化还原反应的影响

① 介质对氧化还原反应方向的影响　在试管中加入 0.1mol/L KI 溶液 1mL，再加入 5 滴 1mol/L H_2SO_4 溶液酸化，然后滴加 0.1mol/L KIO_3 溶液，振荡并观察现象，写出反应

式。继续往试管中滴加 6mol/L NaOH 溶液，使溶液呈碱性，振荡后又有何现象发生？写出反应式。试说明介质对氧化还原反应方向的影响。

② 介质对氧化还原反应产物的影响　取三支试管，各加入 0.01mol/L $KMnO_4$ 溶液 5 滴，然后向第一支试管中加入 1mol/L H_2SO_4 溶液 10 滴，向第二支试管中加入蒸馏水 10 滴，向第三支试管中加入 6mol/L NaOH 溶液 10 滴，分别摇匀后再各逐滴加入 0.1mol/L Na_2SO_3 溶液，观察各试管中溶液颜色的变化并写出反应式。

(3) 沉淀生成对氧化还原反应的影响　在试管中加入 0.1mol/L KI 溶液 10 滴和 0.1mol/L $K_3[Fe(CN)_6]$ 溶液 5 滴，混匀后再加入 10 滴 CCl_4，充分振荡，观察 CCl_4 层的颜色有无变化？然后再加入 0.2mol/L $ZnSO_4$ 溶液 5 滴，充分振荡，观察现象并加以解释，根据 $E^{\ominus}$ 值判断 I^- 能否还原 $[Fe(CN)_6]^{3+}$。

(4) 催化剂对氧化还原反应速率的影响　$H_2C_2O_4$ 和 $KMnO_4$ 溶液在酸性介质中能发生如下反应：

$$5H_2C_2O_4 + 2MnO_4^- + 6H^+ \Longrightarrow 2Mn^{2+} + 10CO_2 \uparrow + 8H_2O$$

根据这个反应所计算出的电池电动势虽大，但反应速率较慢。Mn^{2+} 对此反应有催化作用，随着 M^{2+} 的产生，反应速率变快。若加入 F^- 将 Mn^{2+} 掩蔽起来，则反应速率仍旧较慢。

取三支试管，各加入 2mol/L $H_2C_2O_4$ 溶液 1mL、1mol/L H_2SO_4 溶液 5 滴，然后向第一支试管中加入 0.2mol/L $MnSO_4$ 溶液 2 滴，向第三支试管中加入 3mol/L NH_4F 溶液 5 滴，最后向三支试管中各加入 0.01mol/L $KMnO_4$ 溶液 2 滴，混匀，观察三支试管中紫红色褪去的快慢情况，必要时，可用小火加热进行比较。

五、思考题

1. H_2O_2 为什么既可以作氧化剂又可以作还原剂？写出有关电极反应，说明 H_2O_2 在什么情况下可以作氧化剂，在什么情况下可以作还原剂？

2. $K_2Cr_2O_7$ 与 HCl 作用生成在 Cr^{3+} 和 Cl_2，而 Cl_2 能把 CrO_2^- 氧化成 CrO_4^{2-}，这两个反应有无矛盾？为什么？

实验十七　渗透压的测定

一、实验目的

① 配制低渗、等渗和高渗溶液并用渗透压计测量其渗透压。
② 用渗透压计测量血清、尿液的渗透压。
③ 观察红细胞在低渗、等渗和高渗溶液中的不同形态。

二、实验原理

稀溶液的依数性包括溶液的蒸气压下降、溶液的沸点上升、溶液的凝固点降低和溶液的渗透压，其中溶液渗透压的测定在临床上最为重要。它对纠正体内水、电解质和酸碱平衡失调起到十分重要的作用。

渗透压的测定方法有使用半透膜的直接测定法和不使用半透膜的间接测定法。由于人体中各种体液除含有蛋白质外，还含有许多小分子电解质离子，如 Na^+、K^+ 和 Cl^- 等，因此常用间接测定法。间接测定渗透压的方法有蒸气压下降、沸点上升和凝固点降低等方法，其中以凝固点降低的操作最为方便，且精度高、测定迅速。

根据拉乌尔（Raoult）凝固点降低原理，任何 1mol 的难挥发性非电解质溶于 1kg 水中，引起溶液的凝固点（冰点）由 0℃降低至－1.857℃；而任何 1mol 电解质溶于水中，其冰点降低值在理论上应是电解质解离的离子数与 1.857℃的乘积。但因在一定浓度的电解质溶液中存在离子间的互吸作用，使测得的冰点降低值往往小于理论值。因此，在计算电解质溶液渗透压时，还应引进一渗透系数（φ）加以校正。对临床的血浆浓度而言，其单位离子的 φ 值在 0.91～0.93，医学上常用渗透浓度（单位为 mmol/L）来表示渗透压的大小。

临床上规定，渗透浓度在 280～320mmol/L 范围内的溶液称为等渗溶液；渗透浓度小于 280mmol/L 的溶液称为低渗溶液；渗透浓度大于 320mmol/L 的溶液称为高渗溶液。由于溶液渗透压值与冰点降低值呈线性关系，冰点渗透压计将冰点降低值直接转换成 mmol/kg(H_2O) 显示读数。

本实验用渗透压计测定所配制的低渗、等渗、高渗溶液和血清、尿液的浓度 [mmol/kg(H_2O)] 值，并在显微镜下观察红细胞在低渗、等渗和高渗溶液中的形态变化。

三、仪器与试剂

【仪器】烧杯（50mL）、容量瓶（50mL）、刻度吸管（1mL）、洗耳球、玻璃棒、洗瓶、小试管、血色素吸管（μL）、注射针（6号）、分析天平、光学显微镜、FM-9X 型冰点渗透压计、棉球、擦镜纸。

【试剂】NaCl（固体，AR）、70%～75%乙醇、尿液（新鲜）、血清（新鲜）、蒸馏水。

四、实验步骤

1. 溶液的配制

(1) 低渗溶液 准确称取 NaCl 0.25～0.26g 置于 50mL 烧杯中，加少量蒸馏水使之溶解，然后小心移入 50mL 容量瓶中，再用少量蒸馏水淋洗烧杯 3 次，每次淋洗液应全部转移入容量瓶中，加水稀释至刻度，摇匀，配成低渗溶液备用。

(2) 等渗溶液 准确称取 NaCl 0.44～0.46g 置于 50mL 烧杯中，按（1）配成 50mL 等渗溶液备用。

(3) 高渗溶液 准确称取 NaCl 1.25～1.30g 置于 50mL 烧杯中，按（1）配成 50mL 高渗溶液备用。

2. 溶液和体液的渗透压测定

用 FM-9X 型冰点渗透压计测定所配制的低渗、等渗和高渗溶液以及血清和尿液的渗透浓度值。每个样品测定 3 次，取其平均值。

3. 红细胞在低渗、等渗和高渗溶液中的形态观察

用 70%～75%乙醇浸湿的棉球消毒手指尖皮肤。待干后，用消毒注射针（在小火上烧红即可）很快地刺入皮肤深层并立即拔出，血液自然流出形成血滴（切勿用手挤压手指，以免组织液稀释血液），用干棉球擦去第一滴血液，用血色素吸管分别吸取血液 10μL，加入各

装有1mL低渗、等渗和高渗溶液的三支小试管中，摇匀即得红细胞悬液。

从上述三支小试管中各取1滴红细胞悬液滴于载玻片上，盖上盖玻片，在显微镜下用高倍镜（40倍或45倍）观察它们的形态变化。

附：FM-9X型冰点渗透压计操作步骤
（1）在冷槽中加入约60mL不冻液，直到仪器右侧不冻液溢流杯有不冻液排出为止。

（2）接通电源，仪器进入等待状态，仪器面板显示冷槽温度，仪器经约30min的预热，自动平衡在温度控制点。

（3）定标：将装有0.5mL标准液（300mmol/L或800mmol/L）的试管垂直套向测量探头后置入冷槽，按C键进入定标程序，仪器显示300（或800），用D键可以根据所用标准液进行300和800变换，在确定定标液和所选定标值相同后，按B键执行定标功能。定标结束后应及时将测量探头从冷槽内取出。

（4）样品的测量：在试管内加入0.5mL被测样品，将试管口套在测量探头上后置入冷槽，按D键进入测量程序，测量过程中仪器显示样品温度的变化，当样品温度达到－5℃时仪器自动强振，强振后仪器显示的样品温度迅速从－5℃回升到样品的冰点温度，在显示测量结果后，及时用手将测量探头从冷槽内取出。

五、思考题
1. 渗透浓度的定义是什么？
2. 试解释在显微镜下观察到的红细胞在等渗、低渗和高渗溶液中的形态为何不同？

实验十八　熔点的测定

一、实验目的
① 了解测定熔点的意义。
② 初步掌握测定熔点的方法。

二、实验原理
固体物质的熔点是指在大气压下该物质的固、液两相达到平衡时的温度，即固相蒸气压与液相蒸气压相等时的温度。通常把晶体物质受热后由固态转化为液态时的温度作为该化合物的熔点，纯固体有机化合物一般都有固定的熔点。固体物质从开始熔化（初熔）至完全熔化（全熔）的温度范围称为熔程或熔距，在一定的压力下，纯固体有机化合物的固态和液态之间的变化非常敏锐，其熔程一般不超过0.5~1℃。但当有杂质存在时，其熔点也往往下降，而且熔程扩大。因此，熔点是晶体化合物纯度的重要指标。有机化合物熔点一般不超过350℃，较易测定，故可借测定熔点来鉴别未知有机物和判断有机物的纯度。

在鉴定某未知物时，如测得其熔点和某已知物的熔点相同或相近时，不能认为它们为同一物质。还需把它们混合，测该混合物的熔点，若熔点仍不变，才能认为它们为同一物质。若混合物熔点降低、熔程增大，则说明它们属于不同的物质。故此混合熔点试验，是检验两种熔点相同或相近的有机物是否为同一物质的最简便方法。

测定熔点的方法很多，如毛细管法（Thiele 管法或 b 形管法）、显微熔点测定仪测定法等。

三、仪器与试剂

【仪器】 提勒管（b 形管、Thiele 管）、温度计（200℃）、显微熔点测定仪、毛细管、玻璃管、玻璃棒、铁架台、铁夹、酒精灯、橡胶圈、研钵、表面皿。

【试剂】 液体石蜡、苯甲酸、尿素-苯甲酸混合物。

四、实验步骤

由于熔点的测定对有机化合物的研究具有很大的价值，因此如何测出准确的熔点是一个重要问题。目前测定熔点的方法以毛细管法最为简便，此外，还有显微熔点测定仪测定法等，现介绍如下。

1. 毛细管法测定熔点

（1）熔点管的制备　将毛细管截成 6～8cm 长，将一端用酒精灯外焰封口。毛细管与外焰成 45° 角转动加热，毛细管因玻璃熔融而封口。操作时转速要均匀，使封口严密且厚薄均匀，要避免毛细管烧弯或熔化成小球。

（2）样品的填装[1]　取 0.1～0.2g 预先研细并烘干的样品，堆积于干净的表面皿上，将熔点管开口端向下插入粉末中，然后把熔点管开口端向上，轻轻地在桌面上敲击，以使粉末落入和填紧管底。或者取一支长约 40cm 的玻璃管，将熔点管从垂直的玻璃管上端自由落下，使样品紧密堆积在熔点管的下端，反复多次，直到样品高 2～3mm 为止，要求装入的样品均匀结实，确保传热迅速均匀。用纸拭去熔点管外的试剂粉末，以免污染提勒管的导热液。每种样品装 2～3 根备用。

（3）仪器装置　测定熔点的方法中以毛细管法最为简便，装置如图 3-2 所示。

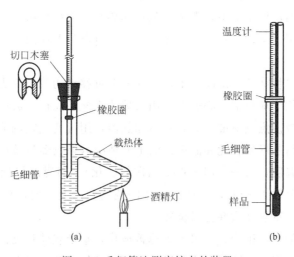

图 3-2　毛细管法测定熔点的装置

将提勒管[2]固定于铁架台上，倒入液体石蜡作浴液[3]，其用量以略高于 b 形管的上侧支管口为宜；将装有样品的熔点管用橡胶圈固定于温度计的下端，使熔点管装样品的部分位于水银球的中部；然后将此带有熔点管的温度计，通过有缺口的软木塞小心插入 b 形管中，使之与管同轴，并使温度计的水银球位于b形管两支管的中间，注意切勿将固定熔点管的橡胶圈浸没于石蜡中。

（4）熔点的测定　将提勒管垂直夹于铁架台上，按前述方法装配完毕，以液体石蜡作为加热液体（图3-2），以小火缓缓加热提勒管的支管连接处。开始时升温速度可以较快，到距离熔点10~15℃时，调整火焰使每分钟上升约1~2℃，愈接近熔点，升温速度应愈慢（掌握升温速度是准确测定熔点的关键）[4]。当熔点管中的样品开始塌落、湿润、出现小液滴时，表明样品开始熔化，记录此时温度即为样品的初熔温度。继续加热，至固体全部消失变为透明液体时再记录温度，此即为样品的全熔温度，样品的熔点表示为$t_{初熔}$~$t_{全熔}$。要注意在初熔前是否有萎缩或软化、放出气体以及其他分解现象。例如某物质在120℃时开始萎缩，在121℃时有液滴出现，在122℃时全部液化，应记录为熔点121~122℃、120℃时萎缩。

熔点测定，至少要有两次重复的数据。每一次测定都必须用新的熔点管[4]另装样品，不能将已测过熔点的熔点管冷却，使其中的样品固化后再做第二次测定。因为有时某些物质会产生部分分解，有些会转变成具有不同熔点的其他结晶形式。测定易升华物质的熔点时，应将熔点管的开口端烧熔封闭，以免升华。

如果要测定未知物的熔点，应对样品进行粗测。开始时加热可以稍快，知道大致的熔点范围后，待浴液温度冷至熔点以下约30℃，再取另一根装样的熔点管做精密的测定。

用上述方法分别测定苯甲酸和尿素的熔点[5]，再测二者混合物的熔点。实验过程中，粗测一次，精测两次。

2. 显微熔点测定仪测定熔点

（1）显微熔点测定仪　用毛细管法测定熔点，虽然操作简便，但测定时间长，同时不能观察出样品在加热过程中晶形的转化及其变化过程。为克服这些缺点，实验室常采用显微熔点测定仪。显微熔点测定仪主要由显微镜和微量加热台两大部分组成。

显微镜可以是专用于这种仪器的特殊显微镜，也可以是普通的显微镜。微量加热台的组成部件如图3-3所示。

（2）实验操作　先将载玻片洗净擦干，放在一个可移动的载玻片支持器内，将微量样品放在载玻片上，使其位于加热器中心孔上，用盖玻片将样品盖住，放在圆玻璃盖下，打开光源，调节镜头，使显微镜焦点对准样品，开启加热器，用可变电阻调节升温速度，从显微镜的目镜中仔细观察样品晶形的变化和温度计的上升情况（该仪器目镜视野分为两半，一半可直接看出温度计所示温度，另一半用来观察晶体的变化）。当温度接近样品的熔点时，控制温度上升的速度为每分钟1~2℃，当样品晶体的棱角开始变圆时，即晶体开始熔化，晶形完全消失即熔化完毕，重复2次并记录读数。

测定完毕，停止加热，稍冷，用镊子去掉盖玻片，拿走载玻片支持器及载玻片，放上水冷铁块加快冷却，待仪器完全冷却后小心拆卸和整理部件，装入仪器箱内。

五、注释

【1】由于测得的样品熔点范围不仅受样品纯度影响，而且与样品颗粒粗细、样品数量、样品填装紧密程度、毛细管壁的厚薄以及加热的速度有关。因此样品必须事先干燥、研细成

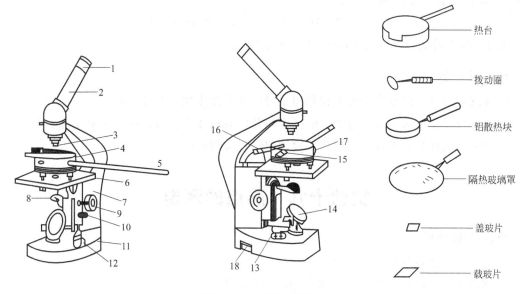

图 3-3 显微熔点测定仪

1—目镜；2—棱镜检偏部件；3—物镜；4—热台；5—温度计；6—载热台；7—镜身；8—起偏振件；
9—粗动手轮；10—止紧螺钉；11—底座；12—波段开关；13—电位器旋钮；14—反光镜；
15—拨动圈；16—上隔热玻璃；17—地线柱；18—电压表

粉，并要紧密结实地填装在熔点管底部，并使样品有适当的高度，这样才能使传热迅速而均匀，以免影响测定结果。

【2】提勒管法测定熔点的优点是仪器简单、方法简便。管内的导热液受热沿管作上升运动，从而促使整个提勒管内液体呈对流循环，使得温度较均匀，升温快、冷却也快，方便快捷。该法缺点是提勒管内温度分布不是十分均匀，测得的熔点通常略高于真实的熔点。

【3】导热液应根据实验需要来进行选择，通常选用液体石蜡（分解点 220℃）或浓硫酸等。前者用来测定熔点在 170℃ 以下的物质；后者则在 220℃ 以下时使用。如果熔点在 220℃ 以上，可用硫酸和硫酸钾混合物作导热液。用浓硫酸作热浴时，应特别小心，不仅要防止灼伤皮肤，还要注意勿使样品或其他有机物触及硫酸。所以，装置样品时，沾在管外的样品须拭去。否则，硫酸的颜色会变成棕黑，妨碍观察。如已变黑，要酌情加少许硝酸钠（或硝酸钾）晶体，加热后便可褪色。除硫酸外，还可选择磷酸和硅油，前者可加热到 300℃，后者可加热到 350℃，但价格较贵。

【4】熔点管的样品装好后，测得的熔点是否精确与加热速度密切相关。加热速度要慢，有充分的时间让热量从毛细管外传到管内，使固体熔化，只有缓慢加热，才能使此项误差减小。通常熔点误差过大，多数是由于加热速度过快，可通过调节酒精灯的位置和火焰的大小来控制加热速度。

【5】这样测出的熔点可能因温度计的误差而不准确。所以，除了要校正温度计刻度之外，还要将温度计外露段所引起的误差进行读数的校正，才能够得到正确的熔点。

例：浴液面在温度 30℃ 处测定的熔点为 190℃（t_1），则外露段为 190℃ − 30℃ = 160℃，辅助温度计水银球应放在 $160 \times 1/2 + 30 = 110$（℃）处。测得 $t_2 = 65$℃，熔点为 190℃，则

$K=0.000159$。按照上述则可求出：
$$\Delta t=0.000159\times160\times(190-65)=3.18\approx3.2\ (℃)$$
所以，校正后的熔点应为 190＋3.2＝193.2（℃）

六、思考题

1. 接近熔点时升温速度为何要控制得很慢？如升温太快，有什么影响？
2. 是否可以使用第一次测过熔点时已经熔化的有机化合物再作第二次测定呢？为什么？
3. 如果待测样品取得过多或过少，对测定结果有何影响？

实验十九　沸点的测定

一、实验目的

① 了解沸点测定的原理和意义。
② 掌握用常量法及微量法测定沸点的原理和方法。

二、实验原理

液体在一定的温度下具有一定的蒸气压。随着温度的升高，液体的蒸气压增加，当液体的蒸气压增大到与外界压力（通常是大气压）相等时，就有大量气泡从液体内部逸出，即液体沸腾，这时的温度称为液体的沸点。沸点（boiling point，bp）是液体有机化合物的重要物理参数之一。测定沸点常用的方法有常量法（蒸馏法）和微量法（沸点管法）两种。

蒸馏是分离和提纯液体有机化合物最常用也是最重要的方法之一。蒸馏不仅可把挥发性液体与不挥发性的物质分离，也可分离两种或两种以上沸点相差较大（＞30℃）的液体混合物。此外，通过蒸馏还可测定液体化合物的沸点。

液体的沸点与外界大气压有关，因此，在记录一个化合物的沸点时，一定要注明测定沸点时外界的大气压力。通常所说的沸点是指 1atm（1atm＝101325Pa，余同）下液体沸腾时的温度。在一定外压下，纯液体有机化合物都有一定的沸点，而且沸点距也很短（0.5～1℃）。混合物的沸点距较长，所以测定沸点是鉴定液体有机化合物纯度的一种方法。但也应注意，具有固定沸点的液体，有时不一定是纯化合物，因为某些有机化合物可以与其他物质形成二元或三元共沸混合物[1]。

三、仪器与试剂

【仪器】提勒管、温度计（200℃）、毛细管、小玻璃管、玻璃棒、铁架台、铁夹、酒精灯、橡胶圈、圆底烧瓶、直形冷凝管、接引管、锥形瓶、温度计、蒸馏头、烧杯等。

【试剂】液体石蜡、乙醇、沸石。

四、实验步骤

1. 微量法测定沸点

微量法测定沸点可用图 3-4 所示的装置。测定时取 1～2 滴乙醇于沸点管的外管中，液柱高约1cm，再在管中放入一根上端封闭开口朝下的毛细管（内管），然后将沸点管用橡胶圈固定于温度计水银球旁，放入提勒管浴液中加热。当加热到一定温度时，即有一连串的小气泡从内管末端放出。这时停止加热，使溶液自行冷却，气泡逸出的速度即渐渐减慢。在最后一个气泡刚欲缩回至内管中的瞬间记录温度，此时毛细管内的蒸气压与外界压力相等，此时的温度即为该液体的沸点。重复操作一次，两次测定的沸点相差不超过1℃。

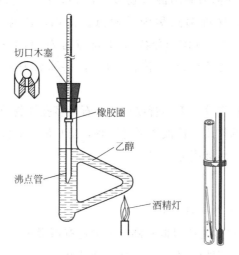

图 3-4　微量法测定物质沸点

2. 常量法测定沸点

将乙醇装入干燥的圆底烧瓶中，加1~2粒沸石[2]，按图3-5搭建装置，接通冷凝水。开始水浴加热，温度慢慢上升，注意观察液体的汽化情况。当蒸气回流的界面上升到温度计水银球部位时，温度计汞柱开始急剧上升，此时更应控制温度，使温度计水银球上总附有蒸气冷凝的液滴，以保持气液两相平衡，这时的温度正是馏出液的沸点。蒸馏速度控制在1~2滴/s，记下第一滴馏出液滴入接收瓶时的温度和液体快蒸完时（剩2~3mL）的温度，前后两次温度范围称为待测液体的沸程。通常将所观察到的沸程视为该物质的沸

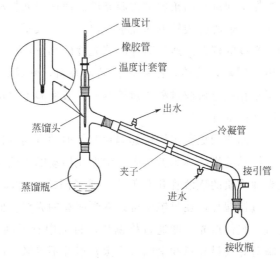

图 3-5　普通蒸馏装置图

点。如果不再有馏出液蒸出，就应停止蒸馏，即使杂质量很少，也不能蒸干。否则，容易发生意外事故。

五、注释

【1】某些有机化合物与其他物质按一定比例组成的混合物，它们的液体组分与饱和蒸气的成分一样，这种混合物称为共沸混合物或恒沸物。恒沸物的沸点低于或高于混合物中任何一个组分的沸点，这种沸点称为共沸点。例如，乙醇-水的共沸物组成为乙醇95.6%（体积分数）、水4.4%（体积分数），共沸点为78.17℃；甲醛-水的共沸物组成是甲醛22.6%（体积分数）、水74.4%（体积分数），共沸点为107.3℃。共沸混合物不能用蒸馏法分离。

【2】沸石是一些小的碎瓷片、毛细管或玻璃沸石等多孔性物质。在液体沸腾时，沸石内的空气可以起到汽化中心的作用，使液体平稳沸腾，防止液体暴沸。如果忘记加沸石，一定要等液体稍冷后补加，否则可能引起暴沸。

六、思考题

1. 液体的沸点与外界压力有何关系？
2. 蒸馏时，温度计位置过高或过低对沸点的测定有何影响？
3. 蒸馏开始后，如果忘记加沸石，应如何正确处理？

实验二十　旋光度的测定

一、实验目的

① 了解测定旋光度的原理及旋光仪的基本构造，掌握旋光仪的使用方法。
② 了解测定旋光性物质旋光度的意义。

二、实验原理

旋光性物质使偏振光振动面旋转的角度称为旋光度。使偏振光振动平面顺时针旋转的叫右旋，以"+"表示；使平面逆时针旋转的叫左旋，以"-"表示。

旋光仪是测定物质旋光度的仪器。通过对样品旋光度的测量，可以分析确定旋光性物质的纯度及含量，广泛应用于制药、药检、制糖、食品、香料、味精、化工、石油等工业生产，科研、教学部门，用于化验分析或过程质量控制。一般实验室使用的是目测旋光仪，其基本构造及仪器外形见图3-6和图3-7。

当单色光通过由方解石制成的尼科尔棱镜起偏片时，振动方向与棱镜晶轴平行的光线才能通过，这种在单一方向振动的光线称为偏振光，偏振光振动的平面叫作偏振面。如果在测量光路中不放入装有旋光性物质的盛液管和石英片（或半阴片），当起偏片和检偏片的晶轴平行时，偏振光可直接通过检偏片，在目镜中可以看到明亮的光线。此时转动检偏片使其晶轴与起偏片晶轴相互垂直，则偏振光不能通过检偏片，目镜中看不到光线，视野是全黑的。在测量中，由于人的眼睛对寻找最亮点和最暗（全黑）点并不灵敏，故不可用于仪器的读数点。为了提高测量的准确性，在起偏片后面加上一块半阴片以帮助进行比较，半阴片是由石

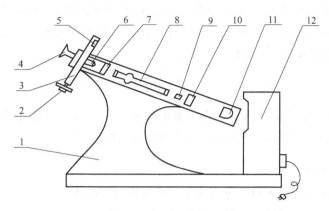

图 3-6 旋光仪基本构造

1—底座；2—度盘调节手轮；3—刻度盘；4—目镜；5—度盘游标；6—物镜；7—检偏片；
8—测试管；9—石英片；10—起偏片；11—会聚透镜；12—钠光灯光源

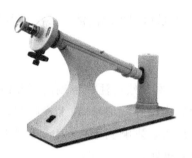

图 3-7 旋光仪外形

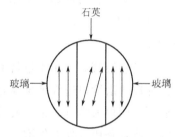

图 3-8 半阴片

英和玻璃构成的圆形透明片。当偏振光通过石英片（或半阴片）时，由于石英有旋光性，把偏振光旋转了一个角度，如图 3-8 所示。

因此，通过半阴片的偏振光就变成振动方向不同的两部分，这两部分偏振光到达检偏片时，通过调节检偏片的晶轴，可以使三分视场出现以下四种情况，如图 3-9 所示。图 3-9(a)表示视场左、右的偏振光可以透过，而中间不能透过。图 3-9(c) 表示视场左、右的偏振光不能通过，而中间可以透过。很明显，调节检偏片必然存在一种介于上述两种情况之间的位置，在三分视场中能够看到左、中、右明暗度相同而分界线消失，如图 3-9(b) 所示，此处为临界处，对变化十分敏感，为读数处。图 3-9(d) 则为不敏感区，光线强、亮度高。

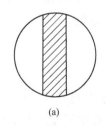 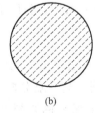 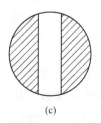 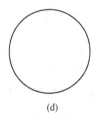

(a)　　　　　　　(b)　　　　　　　(c)　　　　　　　(d)

图 3-9 三分视场变化情况

旋光性物质的旋光度不仅取决于这种物质本身的结构，还与测定条件，如测定时的温度、所用光的波长、盛液管的长度、溶剂的性质及溶液的浓度有关。但在一定条件下的旋光度却是每个旋光物质所特有的常数，通常，规定旋光管的长度为1dm，待测物质溶液的浓度为1g/mL，光源波长（λ）为589nm（钠光）时，测得的旋光度叫作该物质的比旋光度，用$[\alpha]_D^t$表示。旋光度和比旋光度的关系为：

$$[\alpha]_D^t = \frac{\alpha}{lc}$$

式中，α为被测溶液的旋光度；c为溶液的浓度，g/mL；l为旋光管长度，dm；$[\alpha]_D^t$为比旋光度；D为钠光的波长，589nm；t为测定时的温度，℃。

三、仪器与试剂

【仪器】WXG-4小型旋光仪、分析天平、容量瓶（100mL）。

【试剂】葡萄糖（分析纯）、果糖（分析纯）、蒸馏水。

四、实验步骤

1. 配制待测溶液

准确称取10～10.5g葡萄糖和果糖，在100mL容量瓶中配成溶液。溶液必须澄清透明，否则需用滤纸过滤[1]。

2. 装待测液

用蒸馏水洗净盛液管后，用少量待测液润洗2～3次，然后注满待测液，并使管口液面呈凸面。将护片玻璃沿管口边缘平推盖好（以免使管内留存气泡），装上橡胶圈，拧紧螺母至不漏水，但不要旋得太紧（太紧会使玻璃片产生应力，影响测量）。用软布揩干液滴及盛液管两端残液，放好备用（如有气泡，应赶至管颈突出处）。

3. 校正旋光仪的零点

开启电源开关，钠光灯发光稳定后（约5min），将装满蒸馏水的盛液管放入旋光仪中，校正目镜的焦距，使视野清晰。旋转手轮，调整检偏片刻度盘，使视场中三分视场的明暗程度一致，读取刻度盘上所示的刻度值。反复操作两次，取平均值。如果仪器正常，此数即为零点校正读数。

4. 测定旋光度

将装有待测样品的盛液管放入旋光仪内，按上述方法测其旋光度值、读数[2]。重复两次，取其平均值，测量的平均值与零点之间的差值即为该物质的旋光度。由葡萄糖溶液的比旋光度计算浓度，然后再以同样步骤测定第二种待测液的旋光度。实验完毕，洗净盛液管，再用蒸馏水洗净，擦干存放。注意镜片应用软绒布揩擦，勿用手触摸。

五、注释

【1】供试样品溶液不应有混悬微粒，否则应过滤并弃去初滤液。

【2】旋光仪读数法与游标卡尺读数方法相同。刻度盘分两个半圆，分别标出0°～180°。另有一固定的游标，分为20等份。读数时，先看游标的0刻度落在刻度盘上的位置，记下整数。小数部分的读法是：仔细观察游标尺刻度线与主刻度盘，找出游标上哪条刻线与主刻度盘上的某一刻线（不用管是主刻度盘上的第几条刻线）对齐，由游标上读出整数下小数值。需要注意的是，旋光仪读数的左旋和右旋是根据游标上的0刻度与主刻度盘上0刻度的

相对位置判断的。

例如，图 3-10 中游标上的 0 刻度在主刻度盘上 0 刻度的上方，因此读数的整数部分应为 9°，游标上第六根刻线与主刻度盘上的刻线对得最整齐，故小数部分是 $0.05°\times 6=0.30°$，所以最终读数为 $9°+0.30°=9.30°$。

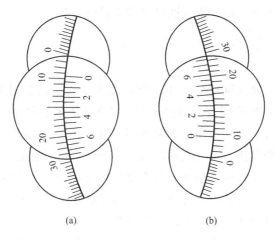

图 3-10　读数示意图（$\alpha=9.30°$）

六、思考题

1. 测定化合物的旋光度有何意义？
2. 比旋光度 $[\alpha]_D^t$ 与旋光度 α 有何不同？

实验二十一　常压蒸馏

一、实验目的

① 掌握常压蒸馏的原理和操作方法。
② 了解常压蒸馏的意义。

二、实验原理

液体的蒸气压与温度有关，一定温度下，每种液体都具有一定的蒸气压。当液体受热时，它的蒸气压随温度的升高而增大，当液体的蒸气压与外界的大气压相等时，液体沸腾，这时液体的温度就是该液体在此压力下的沸点。

蒸馏就是将液体混合物加热至沸腾，使液体汽化，然后，蒸气通过冷凝变为液体，使液体混合物分离，从而达到提纯的目的。蒸馏是蒸发和冷凝两种单元操作的联合。如果将两种或两种以上的液体混合物进行蒸馏，由于不同液体具有不同的蒸气压，所以蒸气中的成分和原来的液体成分不同，蒸气压大的（即沸点低的），在气相中的含量较大，先蒸出，而沸点较高的后蒸出，甚至留在蒸馏瓶内，这样就可以达到分离和提纯的目的。通过蒸馏可以使混合物中各组分得到部分或全部分离。用蒸馏法分离的液体混合物，其沸点差一般在 30℃ 以上时才可得到较好的分离效果。

蒸馏是分离、纯化液态混合物的一种常用的方法，也可以测定纯液态有机物的沸点，因此对鉴定纯液态有机物有一定的意义。

三、仪器与试剂

【仪器】圆底烧瓶、蒸馏头、直形冷凝管、接引管、锥形瓶、温度计（100℃）、水浴锅、铁架台、铁夹、单孔软木塞、橡胶管或磨口蒸馏装置一套等。

【试剂】工业乙醇、沸石。

四、实验步骤

取 30mL 工业乙醇，倒入圆底烧瓶中，瓶内加入 1~2 粒沸石[1]，按图 3-5 搭建装置。打开冷凝水[2]，开始水浴加热[3]（水浴内水面应略高于烧瓶中的液面），注意观察蒸馏瓶内液体的沸腾情况，当蒸气上升到温度计水银球部位时，温度计读数会急剧上升至沸点，开始有馏出液流出。此时应调节热源，控制蒸馏速度每秒 1~2 滴为宜。蒸馏时，温度计水银球应处于蒸气中，可观察到水银球上始终有被冷凝的液滴存在。此时温度计读数较准确地反映出液体与蒸气平衡的温度，即馏出液的沸点。当圆底烧瓶内只剩下少量液体时，温度计的读数会突然下降，这时就要停止蒸馏。即使杂质极少，也不要蒸干，以免蒸馏瓶破裂及发生其他意外事故。蒸馏完毕，先应停火，然后停止通水。拆除蒸馏装置（与安装顺序相反），最后称得收集液体的质量，计算回收产率。

五、注释

【1】蒸馏前应加入少量沸石以供给沸腾汽化时所需要的汽化中心，否则可能由于过热而出现暴沸现象。如果加热前忘了加沸石，补加时必须先移去热源，待加热液体冷却至沸点以下后方可加入。如果沸腾中途停止过，则在重新加热前应加入新的沸石，因为起初加入的沸石在加热时逐出了部分空气，在冷却时吸附了液体，因而可能已失效。

【2】蒸馏所用的冷凝管，一般选用直形或空气冷凝管。冷凝管的长短粗细视蒸馏物的沸点高低而定。沸点愈低，蒸气愈不容易冷凝，需要长而粗的冷凝管。一般冷凝管下端侧管为进水口，上端侧管为出水口。当沸点高于 140℃时，应选用空气冷凝管。蒸馏瓶的支管口应进入冷凝管 2~3cm 左右。

【3】蒸馏易挥发和易燃的物质，不能用明火加热，否则易引起火灾，故要用热浴加热。

六、思考题

1. 常压蒸馏装置中，为什么冷凝管之前装置不能漏气，而冷凝管之后装置要有与大气相通之处？

2. 当加热后有馏液出来时，才发现冷凝管未通水，请问能否马上通水，应怎么办？

实验二十二　萃　　取

一、实验目的

① 学习萃取的原理与方法。

② 掌握分液漏斗的使用及影响萃取效率的因素。

二、实验原理

萃取是利用同一物质在两种互不相溶（或微溶）溶剂中溶解度或分配比的不同，将其从一种溶剂转移到另一种溶剂中，从而达到分离或提纯的一种方法。分配定律（distribution law）是液-液萃取方法的主要理论依据。在一定温度下，同一种物质在两种互不相溶的溶剂（A，B）中遵循如下分配原理：

$$K = \frac{c_A}{c_B}$$

式中，c_A 为溶质在原溶液中的浓度；c_B 为溶质在萃取剂中的浓度；K 为分配系数。

若被萃取溶液的体积为 V_A，被萃取溶液中溶质的总质量为 m_0，每次萃取所用溶剂 B 的体积均为 V_B，经过 n 次萃取后溶质在溶剂 A 中的剩余量为 m_n，则：

$$m_n = m_0 \left(\frac{KV_A}{KV_A + V_B} \right)^n$$

因为 $KV_A/(KV_A+V_B)$ 恒小于 1，所以 n 越大，m_n 越小。也就是说，把一定量的溶剂分成几份做多次萃取比用全部量的溶剂做一次萃取为好。但是，连续萃取的次数不是无限度的，当萃取剂总量保持不变时，萃取次数 n 增加，V_B 就会减少；当 $n>5$ 时，n 和 V_B 这两个因素的影响就几乎相互抵消了，再增加 n，m/m_{n+1} 的变化不大。实际操作中，一般以萃取三次为宜。

萃取的目的是分离和提纯有机化合物，液体物质的萃取常用分液漏斗。

三、仪器与试剂

【仪器】分液漏斗、锥形瓶、碱式滴定管。

【试剂】冰醋酸与水的混合溶液（冰醋酸与水的体积比为 1∶19）、乙醚、无水氯化钙。

四、实验步骤

1. 萃取振荡

取分液漏斗一个，使用前在分液漏斗中装入水，检查顶塞与活塞是否漏水。在确保分液漏斗顶塞与活塞关闭时严密，活塞开启时畅通的情况下方可使用。取 3mL 待萃取液，即冰醋酸与水的混合溶液（冰醋酸与水的体积比为 1∶19）由分液漏斗的上口倒入，然后加入萃取剂乙醚 10mL，盖好顶塞，右手握住漏斗上口颈部，并用掌心顶住塞子（或用食指压紧塞子），左手握在漏斗活塞处，用拇指压紧活塞，食指和中指分叉在活塞背面，如图 3-11 所示，把漏斗放平，前后小心振荡或做圆周运动，以使两液体充分接触。

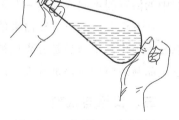

图 3-11 分液漏斗的操作

2. 倾斜放气

斜持漏斗使下端朝上，开启下端活塞放气，以免内部压力过大，玻璃塞被顶开造成漏液[1]，再振摇、放气，重复操作 3～4 次。

3. 静置分层

将漏斗直立静置于铁架台的铁圈上，待溶液清晰分层后，打开上端活塞，然后再慢慢开启下端活塞，下层液体由下口放出，上层液体由上口倒出。

4. 合并萃取液

将下层液体水溶液倒回分液漏斗中，用新的萃取剂（10mL乙醚）萃取，重复上述操作2次，将所有三次的乙醚萃取液合并，然后用无水氯化钙干燥。

5. 蒸馏并计算产率

用无水氯化钙干燥后，倒入圆底烧瓶中蒸馏（注意不要把氯化钙倒入瓶中！），蒸出乙醚，得纯品乙酸。称其质量，计算产率（乙酸的相对密度 d_4^{20} 为1.049）。

五、注释

【1】由于大多数萃取剂沸点较低，在萃取振荡的操作中会产生一定的蒸气压，再加上漏斗内原有溶液的蒸气压和空气的压力，其总压力大大超过大气压，足以顶开漏斗塞子而发生喷液现象，因而在振荡几次后一定要放气。

六、思考题

1. 影响萃取效率的因素有哪些？
2. 若用乙醚、氯仿、丁醇、苯等溶剂萃取水中的有机物，它们将在上层还是在下层？应从分液漏斗何处放入另一容器中？

实验二十三　重结晶与过滤

一、实验目的

① 学习重结晶法提纯固态有机化合物的原理和方法。
② 掌握重结晶的正确操作方法——溶解、脱色、过滤、结晶、干燥等。

二、实验原理

许多固态有机化合物的精制常需要重结晶提纯，重结晶是利用混合物中各组分在某种溶剂中的溶解度不同或在同一溶剂中不同温度下的溶解度不同而使它们相互分离。

从有机合成反应分离出来的固体粗产物往往含有未反应的原料、副产物及杂质，必须加以分离纯化，重结晶是分离提纯固体化合物的一种重要的、常用的分离方法之一。它适用于产品与杂质性质差别较大、产品中杂质含量小于5%的体系。

三、仪器与试剂

【仪器】布氏漏斗、烧杯、锥形瓶（250mL）、热水漏斗、抽滤瓶、安全瓶、水泵、滤纸、铁架台台秤、石棉网、酒精灯、表面皿、滤纸。

【试剂】粗乙酰苯胺、活性炭。

四、实验步骤

称取2g粗乙酰苯胺，放在250mL的锥形瓶中，加入适量纯水，小火加热至沸腾【1】，直至乙酰苯胺溶解，若不溶解，可适量添加少量热水，搅拌并加热至接近沸腾使乙酰苯胺溶解，稍冷后，加适量（约0.5g）活性炭于溶液中【2】，煮沸5~10min，趁热用热水漏斗和折叠式滤纸过滤或快速抽滤，用另一锥形瓶收集滤液。在过滤过程中，热水漏斗和溶液均用小火加热保温以免冷却【3】。滤液放置冷却后，有乙酰苯胺结晶析出，减压过滤，抽干后，用玻璃钉或玻璃瓶塞压挤晶体，继续抽滤，尽量除去母液，然后进行晶体的洗涤工作。即先把橡胶管从抽滤瓶上拔出，关闭抽气泵，把少量蒸馏水（作溶剂）均匀地洒在滤饼上，浸没晶体，用玻璃棒小心均匀地搅动晶体，接上橡胶管，抽滤至干，如此重复洗涤二次，晶体已基本上洗净。取出晶体，放在表面皿上晾干，或在100℃以下烘干，称重，计算回收率。乙酰苯胺在水中的溶解度为5.5g/100mL（100℃），0.53g/100mL（25℃）。

五、注释

【1】加热时火不能太大，以免水分蒸发过多。
【2】用活性炭脱色时，不要把活性炭加入到正在沸腾的溶液中。
【3】在热滤过程中对热溶液适时进行小火加热，以防结晶析出。

六、思考题

1. 重结晶一般包括哪几个步骤？各步骤的主要目的是什么？
2. 重结晶时，溶剂的用量为什么不能过量太多，也不能过少？正确的用量是怎样的？
3. 用活性炭脱色时为什么要待固体物质完全溶解后才加入？为什么不能在溶液沸腾时加入？
4. 停止抽滤前，如不先拔除橡胶管就关停水泵，会出现什么问题？

实验二十四　升　华

一、实验目的

① 了解升华法的基本原理和适用范围。
② 学会升华法的基本装置及操作方法。

二、实验原理

升华（sublimation）是提纯固体物质的一种方法。升华是指物质自固态不经过液态而直接汽化为蒸气，然后蒸气冷却又直接冷凝为固态物质的过程。利用升华可以除去不挥发性杂质或分离挥发度不同的固态物质，并可得到较高纯度的产物。

用升华法提纯固体物质，必须满足以下两个必要条件：
(1) 被提纯的固体物质在熔点温度以下要有较高的蒸气压；
(2) 固体中杂质的蒸气压应与被纯化固体的蒸气压有明显的差异。

一般来说，结构上对称性较高的物质具有较高的熔点，且在熔点温度时具有较高的蒸气压（高于2.66kPa），可用升华法来提纯。

三、仪器与试剂

【仪器】玻璃漏斗、瓷蒸发皿、表面皿、石棉网、烧杯、泥三角、滤纸、酒精灯、铁架台、棉花。

【试剂】硫黄、萘。

四、实验步骤

将1g研碎后的硫黄放入瓷蒸发皿中【1】，上面盖一张刺有许多小孔（孔刺向上）的滤纸，然后用一个直径略小于蒸发皿的玻璃漏斗倒盖在滤纸上面，漏斗颈用棉花塞住以防蒸气逸出。在石棉网上渐渐加热蒸发皿（最好能用砂浴或其他合适的热浴方式加热），小心调节火焰，控制温度低于被升华物质的熔点【2】，使其慢慢升华，硫黄就挥发产生无色的硫黄蒸气，并通过滤纸小孔上升，冷却后凝结在滤纸上或漏斗壁上。升华结束时，先移去酒精灯，稍冷后，小心拿下漏斗，轻轻揭开滤纸，将凝结在滤纸上和玻璃漏斗内壁上的细小硫黄颗粒刮到干净的表面皿上，称重，计算产率。

五、注释

【1】升华发生在物质的表面，待升华的样品应该研得很细。

【2】提高升华温度可以使升华加快，但会使产物晶体变小，产物纯度下降。注意在任何情况下，升华温度均应低于物质的熔点。

六、思考题

1. 升华操作时，为什么要缓缓加热？如升温过高有什么坏处？
2. 升华操作时，为什么要尽可能使加热温度保持在被升华物质的熔点以下？
3. 什么是升华？凡是固体有机物是否都可以用升华方法提纯？升华方法有何优点？

实验二十五　薄层色谱

一、实验目的

① 了解薄层色谱的基本原理及操作技术。
② 学会用薄层色谱法分离混合物。
③ 学会比移值 R_f 的测定方法。

二、实验原理

薄层色谱（TLC），又称薄层层析，分为吸附色谱和分配色谱两种。吸附色谱是利用混合物中各组分被吸附剂吸附能力的不同以及在流动相中溶解度的不同而使之分离。分配色谱则是利用混合物中各组分在固定相和流动相中的分配系数不同而使之分离。其特点是将吸附剂（固定相）均匀地铺在玻璃板上制成薄层，把欲分离的试样点在薄层上，然后用合适的溶剂展开，通过化合物自身颜色或显色剂显色后，在玻璃板上出现一系列斑点，从而达到分离鉴定和定量测定的目的。

薄层色谱中最常用的吸附剂是氧化铝和硅胶。氧化铝极性较大，适用于极性较小的化合物的分离；硅胶极性较小，适用于极性较大的化合物的分离。

R_f 值是某组分的原点到色谱斑点中心的距离与溶剂前沿至原点距离的比值，R_f 值一般在 0~1 之间。在同样实验条件下（吸附剂、流动相、薄层厚度及均匀度等相同），每种化合物有特定的 R_f 值。R_f 值计算示意图如图 3-12 所示。

$$R_f = \frac{\text{原点到斑点中心的距离}}{\text{原点到溶剂前沿的距离}}$$

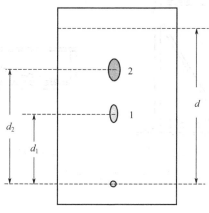

图 3-12　R_f 值计算示意图

三、仪器与试剂

【仪器】色谱缸、毛细管（内径小于 0.1mm）、研钵、滤纸、牛角匙、载玻片（2.5cm×7.5cm）、电吹风、烧杯、铅笔。

【试剂】硅胶 G、CMC（羧甲基纤维素钠）（1%）、乙酸乙酯：甲醇：水＝78：20：2（展开剂）、偶氮苯、苏丹黄、苏丹红的乙醇饱和溶液（或品红的乙醇饱和溶液）。

四、实验步骤

1. 制板

取 1% 羧甲基纤维素钠（CMC）水溶液约 9mL，加 3g 硅胶 G 置于研钵中，迅速研磨成糊状物（1min 内完成），均匀铺在洁净干燥的一块载玻片上，手持载玻片一端在平台上轻轻拍打，使成均匀薄层。薄板要求表面平坦、光滑、无水层、气泡及边角饱满。一次可制得 5~6 块薄板。薄板制好后在室温下晾干，半小时后置于烘箱中维持 105~110℃ 活化 30min。取出，稍冷后置于干燥器中备用。

2. 点样

在距离薄板一端约 0.5cm 处，用铅笔轻轻画一直线，作为起点线，并在横线靠中间部位均匀划上三点，各点之间隔开 0.5~1.0cm，以免展开时斑点互相干扰。分别用三根管口平整、内径小于 0.1mm 的毛细管[1]吸取偶氮苯、苏丹黄、苏丹红的乙醇饱和溶液，点在板的起点线的标点上[2]。点样时不能在板的表面造成洞穴，点样直径不超过 2~3mm，再用电吹风把样品的溶剂吹干。

3. 展开（色谱分离）

将展开剂倒入色谱缸中，加盖饱和 5min，使缸内充满展开剂的蒸气。将点好样的薄层板样点一端朝下小心地放入色谱缸中，并成一定角度（大约倾斜 45°～60°），同时使展开剂的水平线应在样点以下【3】。盖上顶盖，展开剂沿薄层板向上展开，展开位置如图 3-13 所示。当展开剂到达距板顶端约 1cm 处时，取出薄层板，立刻用铅笔画出展开剂的前沿位置【4】，晾干。

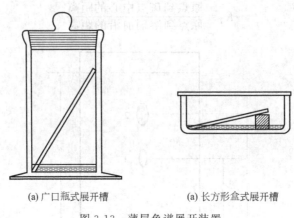

(a) 广口瓶式展开槽　　　　(a) 长方形盒式展开槽

图 3-13　薄层色谱展开装置

4. 计算 R_f 值

因样品本身有不同颜色，故可以不经显色【5】，直接测量 R_f 值。用铅笔轻轻画出斑点轮廓，确定斑点中心和起点线到溶剂前沿的距离，计算各组分的 R_f 值，保留两位小数。

五、注释

【1】点样用的毛细管必须专用，不得弄混。点样量不宜太多，否则会产生拖尾而影响分离。

【2】点样时，使毛细管刚好接触薄层即可。硅胶板不能被划伤，应用铅笔做标记，不能使用其他笔。切勿点样过重而使薄层破坏。如果太淡，待溶剂挥发后再点一次。

【3】硅胶板不能和展开剂接触。展开剂不要加得太多，起始线切勿浸入展开剂中。

【4】取出板后应先画出溶剂前沿所在位置，再烘干硅胶板。

【5】若为无色物质的色谱，应做显色处理。本实验分离的物质都带有颜色，可省去显色步骤。

六、思考题

1. 在一定的操作条件下，为什么可利用 R_f 值来鉴定化合物？
2. 展开时为何不能使样点浸泡在展开剂中？板上有洞穴时对展开有何影响？
3. 混合物薄层色谱中，如何判定各组分在薄层上的位置？

实验二十六　纸　色　谱

一、实验目的

① 了解纸色谱的基本原理。

② 学习用纸色谱分离氨基酸的操作技术。

二、实验原理

纸色谱（纸上层析）属于分配色谱的一种，纸色谱是以滤纸作为载体，以吸附在滤纸上的水作为固定相[1]，含一定比例水的亲脂性较强的有机溶剂（通常称为展开剂）为流动相。因样品中不同溶质在两相中的分配系数不同，易溶于流动相而难溶于水的组分，随流动相往前的移动速度快些，而易溶于固定相难溶于流动相的组分，随流动相向前的移动速度慢些，从而达到将不同组分分离的目的。

纸色谱主要用于分离和鉴定有机化合物，对于亲水性较强的组分分离效果较好，所以特别适用于多官能团或强极性化合物（如糖或氨基酸）的分离分析。纸色谱的优点是操作简单、价格便宜，但耗时较长。

三、仪器与试剂

【仪器】毛细管、电吹风、滤纸、铅笔、直尺、培养皿（大、小）等。

【试剂】甘氨酸、亮氨酸标准样品（浓度1%）；待测氨基酸混合样品（浓度1%）；展开剂（正丁醇、冰醋酸、水按体积比4∶1∶5混合摇匀）；显色剂（0.25%的水合茚三酮溶液）。

四、实验步骤

1. 点样

取一圆形滤纸，以滤纸中心为圆心画一个半径约1.5cm的圆（注意：找圆心时不可折叠滤纸！），三等分圆周，在三个三等分点上分别用铅笔记下"甘""亮""混"字样作为点样原点。圆心处开一个6mm的十字切口。用三支毛细管吸取三种样品溶液，迅速点在相应的标记点上，点样直径约2～3mm[2]，立即用冷风吹干。

2. 饱和

在大培养皿中放置少量展开剂的下层溶液，在小培养皿中放置上层溶液并将小培养皿置于大培养皿中［可开始就在小培养皿展开剂中加入显色剂（0.25%的水合茚三酮溶液）］。将点好样的滤纸轻轻平放在小培养皿上（注意：不能接触到小培养皿中的溶液），将大培养皿盖好，使滤纸在充满水蒸气的大培养皿中饱和15min，吸附足量水分。另将一张边长为2.5cm的洁净普通滤纸的一边剪成锯齿状，再卷成纸芯。

3. 展开

将饱和水分的滤纸从大培养皿中拿出，把纸芯插入圆心处滤纸小孔中，把纸芯剪齿的一端浸入展开剂中，立即盖好大培养皿。可以见到展开剂沿纸芯上升到滤纸上，然后再向滤纸四周展开。移动结果近似圆形，见图3-14。展开时间约为50min，取出滤纸，拔掉纸芯，用铅笔仔细勾出展开剂前沿。

4. 显色

以电吹风机热风（加快反应）将滤纸吹干显色。

5. 计算 R_f 值

用铅笔轻轻画出斑点轮廓，确定斑点中心，量出原点到斑点中心的距离和原点到溶剂前

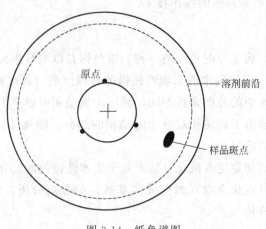

图 3-14 纸色谱图

沿的距离，计算各种氨基酸色谱的 R_f 值，分析混合样品中未知氨基酸的组分。

五、注释

【1】滤纸由纤维素组成，纤维素上有多个—OH，能吸附水（一般纤维能吸附 20%～25%水分）。

【2】点样量太多往往容易出现拖尾现象，不易分开；太少时造成斑点不清楚或漏检。

六、思考题

1. 手拿滤纸时，应注意什么？为什么？
2. 做原点标记能否用钢笔或圆珠笔？为什么？
3. 点样品时所用毛细管为什么要专管专用？

实验二十七　模型作业

一、实验目的

① 通过模型作业，加深对有机化合物分子立体结构的认识。
② 进一步掌握立体异构现象，从而理解有机化合物的结构与性质的关系。

二、实验原理

通常用来表示有机化合物结构的模型有 3 种，即 Kekule 模型（球棍模型）、Stuart 模型（比例模型）和 Dreiding 模型（骨架模型）。这三种模型在表示有机化合物分子结构上各有优缺点，故经常组合使用，以下实验内容仅介绍 Kekule 模型的一些使用方法及注意事项。

有机化合物分子中普遍存在着同分异构现象，有机化合物的同分异构现象可分为构造异构和立体异构。构造异构是分子式相同，分子中原子或基团相互连接的次序和方式不同所引起的异构现象；立体异构是分子式相同、原子或原子团互相连接的次序相同，但在空间的排列方式不同所引起的异构现象。立体异构包括构象异构、顺反异构和对映异构。立体异构比较复杂，可以通过模型作业，即用球棍模型［凯库勒（Kekule）模型］表示各类异构体，帮助学生牢固建立有机化合物分子结构的概念，从而进一步理解各类立体异构现象和某些立体异构体所具有的特有性质。

Kekule 模型是以小球和短棒组成的，以不同颜色和不同大小的小球代表不同的原子，以长短不同的直形或弯形短棒代表不同的化学键。通过此模型，我们能直观地观察到分子中各原子的排列和成键情况，但无法很好反映出分子中各原子和基团的相对大小以及分子中的电子分布情况。更需注意的是 Kekule 模型用短棒表示的化学键虽便于观察，但这种夸张的做法有时会引起对键长和电子云性质的误解。此模型拆卸组合容易、形象直观，故应用范围很广。图 3-15 是用 Kekule 模型表示的甲烷分子形状。

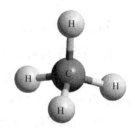

图 3-15 甲烷分子的 Kekule 模型

用 Kekule 模型来表示构造异构时，除注意不同原子选用不同颜色的小球外，还需注意各小球是否按杂化轨道的数目和角度打有一些小孔。Kekule 模型中通常以黑球代表碳原子、白球代表氢原子、蓝球代表氧原子；以较长的棒来代表碳碳键、碳氧键、碳卤键等，以较短的棒代表氢原子和其他原子形成的共价键。在用 Kekule 模型表示有机分子的构造时，应注意分子中各原子的连接顺序。

构象是指分子依靠键的旋转和扭曲所能达到的各种空间形状。例如 1,2-二氯乙烷中由于碳碳键的旋转可产生全重叠、邻位交叉、部分重叠及对位交叉四种典型构象以及它们之间的各种过渡态构象式。环己烷分子也有船式和椅式两种典型构象及过渡态的构象式。

用 Kekule 模型表示分子构象时，除以不同的小球和短棒表示不同的原子及化学键外，还需特别注意相同的原子形成的化学键要选用长短相同的短棒，连接好后能灵活旋转、无不规则形变，否则将难以观察模型，甚至得出错误的结论。另外，在考察各原子的相互排斥作用时，应考虑到 Kekule 模型将化学键"拉长"处理。例如，在环己烷的椅式构象中，C_1 上的 a 键与 C_3 和 C_5 的距离较近，排斥作用较大，这在 Kekule 模型上是难以反映的。

顺反异构是指由于双键或其他的限制 σ 键自由旋转的因素存在，导致分子中的一些原子或基团限制在一个参考平面的同侧或异侧而产生的异构。例如在顺-2-丁烯和反-2-丁烯中，参考平面在垂直于纸平面的两个双键碳原子上，两个甲基或两个氢原子可在这个参考平面的同侧或异侧产生顺反异构。

一般 Kekule 模型只有小球和短棒，不能表示出双键电子云的分布情况。对于双键的顺反异构，仍可采用按 sp^2 杂化制作的小球来表示碳原子，但需用两根弯形小棒来连接黑色小球。虽然这不符合碳碳双键的真实情况（一个 σ 键和一个 π 键），但各原子核在分子中的相对位置是符合实际的，对于我们观察分子的顺反异构现象不会产生错误的影响，环烷烃的顺反异构也是如此。

对映异构是指构造相同的两个化合物，互为实物和镜像，但不能重合的异构现象。例如 D-甘油醛和 L-甘油醛就是对映异构体。

用 Kekule 模型表示对映异构时，最好按 Fischer 规则来做，即碳链下行、横前竖后。若各分子均按 Fischer 规则搭成模型并放好，考察对映异构体的相互关系将不再是一件难事。比较两个结构式的异同，只需看它们对应的模型能否完全重合，若能重合，则这两个模型所对应的分子结构必定表示同一化合物；反之就是不同的分子。这种判断化合物结构异同的方法也适用于其他的各类异构现象。

三、实验仪器

Kekule模型一套。

四、实验步骤

1. 构造异构的模型作业

(1) 甲烷 用模型表示甲烷分子的结构，观察它的四面体形状，弄清四个化学键在空间的伸展方向，最后画出甲烷的透视式并注明键角。

(2) 一氯甲烷 用模型表示一氯甲烷的结构，然后将表示氯的小球和表示氢的小球互换，观察其结构是否发生改变。

(3) 碳链异构和位置异构 用模型表示含4个碳原子的烷烃、烯烃和一卤代烷的各种构造异构。比较单键和双键的旋转性，指出各模型之间的关系，深入理解碳链异构和位置异构的意义，最后画出各模型所表示的分子构造式。

2. 构象异构的模型作业

(1) 乙烷和1,2-二氯乙烷 用模型表示乙烷和1,2-二氯乙烷的分子结构。旋转碳碳键使之形成全重叠、邻位交叉、部分重叠及对位交叉四种典型构象，比较各构象式中原子间的距离大小，理解能量变化曲线。用纽曼（Newman）投影式作图，并注明各构象异构体的名称。

(2) 环己烷 用模型搭建环己烷的椅式构象，观察椅式构象中的 a 键和 e 键，并注意每个相邻和相间的碳原子上 a 键和 e 键的相对位置，比较 a 键和 e 键所受到的其他原子排斥力。观察每个相邻碳原子是否属于邻位交叉构象。画出椅式环己烷的透视式和纽曼（Newman）投影式，并标明各碳原子上的 a 键和 e 键。

用一个绿色的代表氯原子的小球取代椅式环己烷模型中的一个代表氢原子的小白球，然后翻转 C_3 和 C_4，观察翻转前后氯原子所处化学键位置的变化（a 键、e 键是否相互转化），并对照模型理解其稳定性的差异。画出其稳定的构象，并标明氯原子所处的化学键是 a 键还是 e 键。

3. 顺反异构的模型作业

(1) 丙烯和2-丁烯 用模型表示丙烯和2-丁烯的分子结构，将双键碳原子上的氢和甲基互换，观察各模型在互换前后能否重合，并依次总结出分子具有顺反异构的充要条件。画出不同的结构式并命名，注明相应的构型。

(2) 十氢化萘 用模型表示十氢化萘顺反异构的椅式构象，比较其结构的稳定性。画出构象式，注明顺、反及环的稠合方式。

4. 对映异构的模型作业

(1) 乳酸 用模型表示出乳酸的一对对映异构体，比较二者异同。旋转不同的共价键，观察二者能否重叠。得出结论后，再体会对映异构体与构象异构及其他异构现象的差异。根据模型画出Fischer投影式，注明分子的D、L及R、S构型。

(2) 酒石酸　用模型表示酒石酸的所有对映异构体，观察各模型的对称性质，指出各异构体是否具有旋光性以及各异构体的相互关系。旋转不同的共价键观察对映体能否重叠。得出结论后，再根据模型画出 Fischer 投影式，注明分子的 D、L 及 R、S 构型。根据构型再次判断各异构体间的异同，找出各异构体之间手性碳构型差异的规律。

五、思考题
1. 试述用 Kekule 模型表示分子结构的优点和不足。
2. 试述有机化合物分子中手性碳原子、对映异构现象、分子的手性三者之间的关系。

实验二十八　醇、酚、醚的化学性质

一、实验目的
① 掌握醇、酚、醚的主要化学性质。
② 掌握醇、酚、醚的鉴别方法。

二、实验原理
醇能与金属钠反应放出氢气，但这一反应并不是醇的独特反应，凡含有活泼氢的化合物都能发生该反应。

饱和一元醇与氢卤酸作用时，其羟基可被卤素取代而生成相应的卤代烷，反应速率与醇的类型有关。当醇与卢卡斯（Lucas）试剂作用时，叔醇最快、仲醇次之、伯醇最慢，常用于鉴别含 6 个碳以下的伯醇、仲醇和叔醇。

在强氧化剂高锰酸钾或重铬酸钾作用下，伯醇很容易被氧化成醛，进而氧化成酸；仲醇被氧化成酮；叔醇则很难被氧化。

羟基相邻的多元醇（如甘油）能与新制的浅蓝色氢氧化铜沉淀反应，生成深蓝色的配合物溶液。

酚具有弱酸性，与强碱作用生成盐，但由于酚的酸性弱于碳酸，其盐遇到强酸又会析出苯酚。

由于苯酚酚羟基中的氧原子的供电子 p-π 共轭作用大大活化苯环，使苯酚比苯更易发生亲电取代反应，如苯酚能与溴水在室温下反应生成 2,4,6-三溴苯酚，该反应十分灵敏，可作为苯酚的定性、定量分析反应。

各种酚与 $FeCl_3$ 溶液反应后其产物呈不同的颜色，这也是常用的酚的鉴别方法之一。

醚在所有的有机化合物中，稳定性仅次于烷烃，所以醚类化合物常被用作溶剂。

三、仪器与试剂
【仪器】试管、试管架、试管夹、水浴锅、酒精灯、蒸发皿。
【试剂】无水乙醇、金属钠、酚酞、0.05% $KMnO_4$ 溶液、3mol/L H_2SO_4 溶液、异丙醇、正丁醇、叔丁醇、Lucas 试剂、2% $CuSO_4$ 溶液、5% NaOH 溶液、甘油、乙二醇、95%乙醇溶液、固体苯酚、5% H_2SO_4 溶液、2%苯酚溶液、饱和溴水、1%苯酚溶液、1%间苯二酚溶液、1%对苯二酚溶液、1% $FeCl_3$ 溶液、1% KI 溶液、纯乙醚、不纯的乙醚。

四、实验步骤

1. 醇的性质

（1）**醇钠的生成与水解** 取 1 支干燥试管，加入无水乙醇 1mL，投入米粒大小的金属钠[1]，观察、记录现象。待金属钠全部反应完后，倒出一半反应液于蒸发皿中，使多余的乙醇完全挥发（必要时可水浴加热），残留的固体即为醇钠。加入 2mL 水使其溶解，再滴入 2 滴酚酞，观察颜色变化。

（2）**与 Lucas 试剂[2]反应** 取干燥试管 3 支，分别加入正丁醇、异丙醇和叔丁醇各 5 滴，再各自加入 20 滴 Lucas 试剂，振荡后静置，观察并记录出现浑浊的时间（不见浑浊的置于水浴中温热）。

（3）**醇的氧化** 取 3 支试管，分别加入 0.05% $KMnO_4$ 溶液 3 滴，然后向其中各加入无水乙醇 3 滴、异丙醇 3 滴和叔丁醇 3 滴，接着在每支试管中各加入 3mol/L H_2SO_4 溶液 2 滴，振摇后观察颜色变化。

（4）**与新制的 $Cu(OH)_2$ 反应** 取 3 支试管，各加入 6 滴 2% $CuSO_4$ 溶液、8 滴 5% NaOH 溶液，生成浅蓝色沉淀。然后分别加入 2 滴甘油、2 滴乙二醇、2 滴 95% 乙醇溶液，振摇试管，比较三支试管的颜色变化，观察沉淀是否消失。

2. 酚的性质

（1）**苯酚的弱酸性** 取 1 支试管，加入少量固体苯酚（2~3 粒米粒大小），加水 5~10 滴[3]，振摇后得一乳状液，再逐滴加入 5% NaOH 溶液，边加边振摇至溶液澄清为止。在此清液中加入 5% H_2SO_4 溶液至溶液呈酸性，观察现象。

（2）**溴代反应** 取 1 支试管，加入 2% 苯酚溶液 5 滴，逐滴加入饱和溴水并不断振摇，观察并记录现象。

（3）**与 $FeCl_3$ 的反应** 取 3 支试管，分别加入 1% 苯酚溶液、1% 间苯二酚溶液、1% 对苯二酚各 5 滴，然后在每支试管中加入 1% $FeCl_3$ 溶液 1 滴，振摇后观察各管所呈现的颜色。

3. 乙醚中过氧化物的检验

取 2 支试管，各加入 3mol/L H_2SO_4 2~3 滴、1% KI 溶液 15 滴，然后在其中一支试管中加入纯乙醚[4] 15 滴，在另一支试管中加入不纯的乙醚 15 滴，振摇。乙醚层中出现黄色或棕黄色，表示有碘游离出来。

五、注释

[1] 金属钠储存于煤油中，使用前应先用滤纸吸干其表面的煤油。

[2] Lucas 试剂的配制：将 170g 无水氯化锌熔融后，慢慢地倒入 115mL 浓盐酸中，边加边搅拌，并将容器置于冰水浴中冷却，防止氯化氢气体逸出。

[3] 苯酚的腐蚀性很强，使用时要小心，若不慎沾到皮肤上，应立即用乙醇洗去。

[4] 纯乙醚价格较贵，实验室中可将试剂乙醚装入分液漏斗中，加入等量饱和的 $FeSO_4$ 溶液充分洗涤，分离出乙醚，可代替纯乙醚使用，最好是临用时处理。

六、思考题

1. 金属钠与醇的反应，若反应不完全，剩余的金属钠应如何处理？

2. 为什么能用 Lucas 试剂鉴别伯醇、仲醇和叔醇？

实验二十九　醛、酮的化学性质

一、实验目的
① 熟悉醛和酮的化学性质。
② 掌握鉴别醛和酮的方法。

二、实验原理

醛和酮都含有羰基，统称为羰基化合物。因含有相同的官能团，所以醛和酮在性质上有许多相似之处，如均能发生亲核加成反应；受羰基影响，α-H 都比较活泼，容易发生卤代、缩合反应。

醛酮能与 2,4-二硝基苯肼反应生成黄色、橙色或橙红色的沉淀，故该反应能区分醛、酮和其他物质。

具有 $CH_3\overset{O}{\overset{\|}{C}}-$ 结构的醛酮或具有 $CH_3\overset{OH}{\overset{|}{CH}}-$ 结构的醇都能发生碘仿反应，生成淡黄色沉淀。

由于醛和酮在结构上的差异（醛分子中的羰基一端直接与氢相连），所以二者的化学性质也有某些差异。例如，醛能被弱氧化剂（如托伦试剂和斐林试剂）氧化，而酮则不能。

三、仪器与试剂

【仪器】试管、试管架、试管夹、水浴锅、酒精灯。

【试剂】2,4-二硝基苯肼、乙醛、丙酮、95％乙醇溶液、碘试剂、10％ NaOH 溶液、斐林试剂甲、斐林试剂乙、甲醛、苯甲醛、5％ $AgNO_3$ 溶液、4％氨水、亚硝酰铁氰化钠饱和溶液、浓氨水。

四、实验步骤

1. 与 2,4-二硝基苯肼作用

取 2 支试管分别加入 2,4-二硝基苯肼 15 滴，再分别加入乙醛、丙酮 2～3 滴，振荡，观察有无沉淀生成并记录沉淀颜色。

2. 碘仿反应

取 3 支试管分别加入乙醛、丙酮、95％乙醇溶液各 8～10 滴，再加入 10～15 滴碘试剂，摇匀后滴加 10％ NaOH 溶液至碘的颜色刚好消失为止，观察现象。

3. 与托伦（Tollen）试剂反应

取 5％ $AgNO_3$ 溶液 1mL，置于洁净的试管[1]中，加入 10％ NaOH 溶液 1 滴，边振摇边逐滴加入 4％氨水至生成的沉淀恰好溶解为止（不宜多加，否则会影响实验的灵敏度），即得托伦试剂。将此溶液分别置于 3 支洁净的试管中，分别加入乙醛、苯甲醛和丙酮各 4 滴，摇匀，静置片刻。若无变化，可置于温水浴中温热 2min[2]，观察现象并比较结果。

4. 与斐林（Fehling）试剂反应

取斐林试剂甲、乙[3]各2mL于同一试管中，混合均匀后平均分至4支试管中，分别向其中加入甲醛、乙醛、苯甲醛和丙酮各4~5滴，摇匀后将试管放入近沸的水浴中加热，观察现象[4]并比较记录结果。

5. 丙酮与亚硝酰铁氰化钠饱和溶液的反应

取丙酮1~2滴于试管中，加入新制的亚硝酰铁氰化钠饱和溶液6~8滴，混匀后将试管倾斜，小心沿试管壁逐滴加入浓氨水20滴，注意观察在两液面交界处显现的紫红色环。

五、注释

[1] 试管是否干净与银镜的生成有很大的关系，因此实验所用的试管依次用温热的浓硝酸→水→蒸馏水洗净。

[2] 切勿将试管放在酒精灯火焰上直接加热，也不易水浴加热过久。因试剂受热会生成易爆炸的雷酸银，故实验完毕后应加入少量HNO_3，立即煮沸洗去银镜。

[3] 斐林试剂甲和斐林试剂乙的配制见附录三。

[4] 斐林试剂呈深蓝色，与脂肪醛共热后溶液颜色变化依次为蓝→绿→黄→红，沉淀为Cu_2O。甲醛可进一步将Cu_2O还原为暗红色的金属Cu，而苯甲醛与斐林试剂无反应，可借此与脂肪醛区分开来。

六、思考题

1. 鉴别醛和酮有哪些简便的方法？
2. 配置托伦试剂时，用稀NaOH代替稀氨水行吗？为什么？

实验三十 羧酸、取代羧酸、羧酸衍生物的化学性质

一、实验目的

掌握羧酸、羧酸衍生物及取代羧酸的化学性质及其鉴别方法。

二、基本原理

羧酸具有酸性，其酸性比碳酸的酸性强。羧酸不易被氧化，但甲酸、乙二酸的结构比较特殊，具有还原性，能被酸性高锰酸钾氧化成CO_2和H_2O。

某些多元酸受热易脱羧，如乙二酸（草酸）受热分解，生成甲酸和CO_2。

羧酸衍生物有酰氯、酸酐、酯和酰胺等，它们能发生亲核取代反应。

重要的取代羧酸有羟基酸和酮酸。水杨酸是酚酸，分子中含有酚羟基，能与$FeCl_3$溶液作用生成紫色的络合物。

乙酰乙酸乙酯分子中含有活泼的亚甲基，在其水溶液中，存在着酮式-烯醇式互变平衡，所以它既具有酮式的性质（例如，与2,4-二硝基苯肼反应生成2,4-二硝基苯腙），又具有烯醇式的性质（例如能使溴水褪色，能与$FeCl_3$溶液作用呈现紫红色）。

三、仪器与试剂

【仪器】试管、试管架、带塞子的玻璃导管、试管夹、水浴锅、酒精灯、pH 试纸。

【试剂】10％甲酸溶液、10％草酸溶液、10％ Na_2CO_3 溶液、苯甲酸（固体）、10％ NaOH 溶液、5％ $AgNO_3$ 溶液、3.0mol/L $KMnO_4$ 溶液、草酸（固体）、饱和澄清石灰水、乙酸乙酯、乙酸酐、无水乙醇、浓 H_2SO_4、水杨酸（固体）、1％ $FeCl_3$ 溶液、10％乙酰乙酸乙酯、饱和溴水、2,4-二硝基苯肼、4％氨水、饱和碳酸钠溶液。

四、实验步骤

1. 羧酸的酸性

（1）用干净的细玻璃棒分别蘸取 10％甲酸溶液、10％草酸溶液于 pH 试纸上，观察颜色变化并比较 pH 值大小。

（2）取一支试管，加入约 1mL 10％ Na_2CO_3 溶液，滴加 10％甲酸溶液，观察有何现象发生。

（3）取一支试管，加入约 0.1g 苯甲酸固体（黄豆大小）、1mL 水，振摇试管，观察苯甲酸固体是否完全溶解[1]，然后滴加 10％ NaOH 溶液 5～8 滴，振摇试管，观察试液是否变澄清，为什么？

2. 甲酸的还原性

（1）取一支洁净的试管，加入 5％ $AgNO_3$ 溶液 1mL，加入 10％ NaOH 溶液 1 滴，边振摇边逐滴加入 4％氨水至生成的沉淀恰好溶解。加入 1mL 10％甲酸溶液，摇匀，在沸水浴中加热几分钟，观察是否有银镜现象发生。

（2）取一支试管，加入 2 滴高锰酸钾溶液，然后逐滴加入甲酸并振荡，观察颜色的变化。

3. 草酸脱羧

取一支干燥试管，加入约 0.5g 草酸（固体），塞上带玻璃导管的塞子。玻璃导管的另一端插入盛有饱和澄清石灰水的试管中。加热草酸（试管口稍微向上倾斜[2]），观察石灰水是否变浑浊，为什么？

4. 酯的水解

取一支试管，加入 1mL 乙酸乙酯、1mL 10％ NaOH 溶液，振摇试管，观察混合液是否分层？将试管置于 30℃左右的水浴中加热 5～10min（经常振摇试管，使酯与 NaOH 溶液充分混合），观察分层情况。

5. 酸酐的醇解

在一支干燥的小试管中加入 10 滴无水乙醇，逐滴加入乙酸酐 10 滴，混合后沿试管壁小心加入 2 滴浓 H_2SO_4，振荡摇匀，此时反应物逐渐发热至沸腾（如不沸腾，可小火加热至沸腾）。反应停止后，静置几分钟，使之冷却，然后慢慢地加入 2mL 饱和碳酸钠溶液使呈碱性（用 pH 试纸检查），同时轻微地振荡，试管中的液体分为两层（思考上、下层各是什么？），并能嗅到乙酸乙酯的香味。

6. 水杨酸与 $FeCl_3$ 的作用

取一支试管中,加入一粒绿豆大小的水杨酸固体,然后加入 1mL 水,振摇试管,再加入 1 滴 1% $FeCl_3$ 溶液,观察有何现象发生。

7. 乙酰乙酸乙酯的互变异构现象

(1) 在一支试管中加入 1mL 10%乙酰乙酸乙酯溶液及 4~5 滴 2,4-二硝基苯肼试剂,观察现象。

(2) 在一支试管中加入 1mL 10%乙酰乙酸乙酯溶液,再滴加 1% $FeCl_3$ 溶液 1 滴,观察颜色有何变化。向此溶液中快速加入饱和溴水约 10 滴,观察颜色是否消失。稍待片刻后,颜色是否重现,解释该现象发生的原因。

五、注释

【1】苯甲酸在水中溶解度很小,常温下 100mL 水中只溶解苯甲酸 0.21g,苯甲酸钠则易溶于水。

【2】草酸常含 2 分子结晶水,加热至 100℃时释放出结晶水,继续加热则发生脱羧反应,加热到 150℃时则开始升华。为避免升华的草酸在试管口凝结而不发生热分解,因此将试管倾斜放置。

六、思考题

1. 为什么酯化反应要加浓硫酸?为什么碱性介质能加速酯的水解反应?
2. 怎样鉴别下列各组化合物?
(1) 乙酰乙酸乙酯、邻羟基苯甲酸;
(2) 甲酸、乙酸、草酸。

实验三十一 有机含氮化合物的性质

一、实验目的

① 掌握胺、尿素和重氮盐的重要化学性质。
② 掌握苯胺的鉴别方法。

二、实验原理

胺的水溶液具有碱性,能与酸反应生成盐。例如,苯胺微溶于水呈弱碱性,能与无机酸反应生成可溶于水的铵盐。

苯胺在室温下可与溴水发生苯环上的亲电取代反应,生成 2,4,6-三溴苯胺的白色沉淀,用此反应可鉴别苯胺。

尿素具有弱碱性,能与硝酸(HNO_3)、饱和草酸($H_2C_2O_4$)等作用生成难溶于水的盐。尿素与 HNO_2 作用可释放出氮气。加热固体尿素到熔点以上(150~160℃),两分子尿素脱去一分子氨生成缩二脲。缩二脲是碳酸的二元酰胺,具有弱碱性。在缩二脲的碱性溶液中,滴加硫酸铜溶液而生成紫红色配合物,此反应称为缩二脲反应。分子中含有两个或两个以上酰胺键的化合物,均能发生缩二脲反应。

苯胺及其他芳香伯胺,在低温和强酸存在下,与亚硝酸发生重氮化反应而生成芳香重氮盐。芳香重氮盐能与芳胺或酚类发生偶联反应而生成有色的偶氮化合物。

三、仪器与试剂

【仪器】试管、试管架、试管夹、水浴锅、酒精灯、玻璃棒。

【试剂】苯胺、冰块、50% HCl 溶液、10% $NaNO_2$ 溶液、β-萘酚碱性溶液、20% NaOH 溶液、饱和溴水、50%尿素、浓 HNO_3、20% HCl 溶液、饱和草酸溶液、尿素(固体)、5% $CuSO_4$、蒸馏水。

四、实验步骤

1. 苯胺的碱性

取一支试管,加入 10 滴蒸馏水、2 滴苯胺,振摇,观察苯胺是否完全溶于水。滴加 50% HCl 1~2 滴,观察溶液是否澄清?为什么?

2. 苯胺与溴水的反应

取一支试管,加入 1 滴苯胺、4~5mL 蒸馏水,振摇得一清液,取此清液 1mL,逐滴加入 4~5 滴饱和溴水,观察有什么现象发生。

3. 重氮化和偶联反应[1]

取三支试管,第一支加入 5 滴苯胺、20 滴 20% HCl 溶液;第二支加入 10% $NaNO_2$ 溶液 1mL;第三支加入 β-萘酚碱性溶液 2mL。在冰水浴中将三支试管内溶液冷却至 0℃。将第二支试管中的亚硝酸钠溶液吸出 6 滴加入到第一支试管中,并边加边振摇,再将冷却后的第三支试管中的 β-萘酚碱性溶液数滴加入其中,观察有无橙红色沉淀生成。如果无沉淀生成,滴加数滴 20% NaOH 溶液[2],再观察有无沉淀生成。

4. 尿素的弱碱性

取两支试管,各加入 50%尿素 5 滴,然后在第一支试管中滴入 4 滴浓 HNO_3,在第二支试管中滴入 5 滴饱和草酸溶液,观察有什么现象发生。

5. 尿素与亚硝酸的反应

取一支试管,加入 50%尿素 10 滴、20% HCl 5 滴、10% $NaNO_2$ 溶液 10 滴,振摇试管,观察有什么现象发生。

6. 缩二脲的生成及缩二脲反应

取一支干燥的试管,加入约 0.3g 尿素,在酒精灯上加热。尿素先熔化,随即有气体放出,嗅其气味,并将湿润的红色石蕊试纸放在试管口,观察颜色变化。继续加热,试管内物质逐渐凝固,即得缩二脲。

待试管冷却后,加 2mL 水,用玻璃棒搅拌并加热片刻,将上层液转入另一支试管中,在此清液中加 1 滴 20% NaOH 溶液、1 滴 5% $CuSO_4$ 溶液,观察颜色变化。

五、注释

[1] 重氮盐的生成是重氮化反应的关键。重氮盐是无色结晶,溶于水、不溶于乙醚,在 0℃可以保存,加热时水解为酚类。一般重氮盐在干燥时很不稳定,容易引起爆炸,因此一

般不把重氮盐分离出来。

【2】重氮盐与酚类物质进行偶联反应时，宜在弱碱性条件下进行。在制备重氮盐时，盐酸过量时会影响偶联反应正常进行，故需滴加少量 NaOH。

六、思考题

1. 为什么重氮化反应必须严格控制反应条件？温度过高会产生什么产物？
2. 有一含氮化合物，向其水溶液中加几滴碱性硫酸铜，溶液呈紫红色，能否说明该化合物一定为缩二脲？

实验三十二　糖类化合物的性质

一、实验目的

① 熟悉糖类的化学性质。
② 掌握糖类的鉴别方法。

二、实验原理

单糖和具有半缩醛羟基的二糖可与碱性弱氧化剂，如托伦试剂（Tollens 试剂）、斐林试剂（Fehling 试剂）、班氏试剂（Benedict 试剂）发生氧化还原反应，它们是还原性糖。无半缩醛羟基的二糖和多糖不能通过开链结构互变，不能与碱性弱氧化剂反应，它们是非还原性糖。

蔗糖是非还原性二糖，蔗糖水解后生成果糖和葡萄糖，其水解后的溶液具有还原性。

淀粉是一种常见的多糖，在酸或酶催化下水解。淀粉的水解是逐步发生的，先水解成紫糊精，再水解成红糊精、无色糊精、麦芽糖，最终水解成葡萄糖。用碘液可以检查这种水解过程，完全水解后，可用班氏试剂加以证实。

三、仪器与试剂

【仪器】试管、试管架、试管夹、水浴锅、吸管、白瓷点滴板。

【试剂】托伦试剂、2%葡萄糖溶液、2%果糖溶液、2%蔗糖溶液、2%麦芽糖溶液、班氏试剂、1%淀粉溶液、1%碘溶液、10%硫酸溶液、10%氢氧化钠溶液、浓盐酸。

四、实验步骤

1. 糖的还原性

(1) 取 4 支试管，各加入托伦试剂 1mL，然后分别加入 2%葡萄糖溶液、2%果糖溶液、2%蔗糖溶液[1]、2%麦芽糖溶液各 4 滴，摇匀，将试管同时在 50~60℃水浴中加热，观察有无银镜产生。

(2) 取 5 支试管，各加入班氏试剂 1mL，然后分别加入 2%葡萄糖溶液、2%果糖溶液、2%蔗糖溶液、2%麦芽糖溶液、1%淀粉溶液各 4 滴，摇匀，将试管同时放入沸水浴中加热数分钟，观察现象。

2. 蔗糖的水解

在一支试管中加入2%蔗糖溶液2mL，然后加入10%硫酸溶液10滴，将试管在沸水浴中加热约10min，取出，冷却后滴加10%氢氧化钠溶液至弱碱性（pH试纸检查），然后加入班氏试剂1mL，摇匀，放入沸水浴中加热数分钟，观察现象。

3. 淀粉的水解

（1）在一支试管中加入1%淀粉溶液10滴，再加入1%碘溶液1滴，观察现象。

（2）取一支试管加入1%淀粉溶液10mL和8滴浓盐酸，放在沸水浴中加热，每隔2min用吸管从试管中吸出2滴淀粉水解液在白瓷点滴板上，加碘溶液1滴，仔细观察颜色变化。待反应液不与碘溶液发生颜色变化时，再加热2~3min。然后取出试管，冷却后用10%氢氧化钠溶液调节至弱碱性为止，加入班氏试剂1mL，摇匀，沸水浴中加热数分钟，冷却后观察现象。

五、注释

【1】所用蔗糖必须纯净，不能含有还原性的糖。

六、思考题

1. 用什么方法鉴别还原性糖和非还原性糖？
2. 淀粉在酸性溶液中水解后，为什么要用碱中和后才能与班氏试剂反应？

实验三十三　氨基酸和蛋白质的性质

一、实验目的

① 熟悉氨基酸和蛋白质的化学性质。
② 掌握氨基酸和蛋白质的鉴别方法。

二、实验原理

氨基酸是一类既含有氨基又含有羧基的两性化合物。

氨基酸与水合茚三酮溶液共热，经一系列反应，最终可生成蓝紫色化合物（罗曼紫），此反应为 α-氨基酸所共有，灵敏度非常高。但亚氨基酸（如脯氨酸和羟脯氨酸）与水合茚三酮反应呈黄色。

蛋白质是含氮的复杂生物高分子，是由20余种L构型的 α-氨基酸通过肽键相连而成的多聚物，并且具有稳定的构象。常见的显色反应有茚三酮反应和缩二脲反应。

若在蛋白质溶液中加入中性盐至适当浓度，会破坏蛋白质分子表面的水化膜，产生沉淀，即发生盐析。蛋白质的盐析作用是可逆过程，用盐析方法沉淀蛋白质后，用水稀释又可溶解。

重金属盐类和三氯乙酸等都能使蛋白质变性，重金属盐与蛋白质分子中的羧基作用，形成不溶性的蛋白质盐而沉淀。

三、仪器与试剂

【仪器】试管、试管架、试管夹、恒温水浴锅。

【试剂】0.2%茚三酮、0.2%亮氨酸、蛋白质溶液、5% NaOH溶液、1% $CuSO_4$ 溶液、硫酸铵（固体）。

四、实验步骤

1. 与茚三酮的显色反应

在二支试管中分别加入0.2%亮氨酸5滴和蛋白质溶液[1]15滴，各加入0.2%茚三酮试剂2~3滴，摇匀，水浴中加热10~15min，观察现象。

2. 缩二脲反应[2]

在一支试管中加入蛋白质溶液5滴和5% NaOH溶液5滴，摇匀后加入1% $CuSO_4$ 溶液2滴，振荡试管并观察颜色变化。

3. 蛋白质的盐析

在一试管中加入蛋白质溶液5滴，然后加入硫酸铵（固体），边加边细心振荡，待加到一定浓度时，观察有何现象产生？用大量水稀释后，又有何现象产生？

4. 蛋白质的变性

在一试管中加入蛋白质溶液5滴及1% $CuSO_4$ 溶液2滴，观察有无沉淀产生。

五、注释

【1】取鸡蛋清，用生理盐水稀释10倍，通过2~3层纱布滤去不溶物即得所需的蛋白质溶液。

【2】蛋白质分子中有许多肽键，与铜盐在碱性条件下呈现紫红色，即发生缩二脲反应。此反应中硫酸铜不能过量，否则有氢氧化铜产生，干扰颜色的观察。

六、思考题

1. 怎样区分蛋白质的可逆沉淀和不可逆沉淀？
2. 在蛋白质的缩二脲反应中，为什么要控制硫酸铜溶液的加入量？过量的硫酸铜会导致什么结果？

实验三十四　乙酰水杨酸（阿司匹林）的合成

一、实验目的

① 通过乙酰水杨酸的制备，初步了解有机合成中乙酰化反应的原理及方法。
② 进一步熟悉减压过滤、重结晶操作技术。
③ 了解乙酰水杨酸的应用价值。

二、实验原理

阿司匹林是国内外广泛使用的解热镇痛药，具有解热、镇痛、抗炎及抗风湿作用，此外亦可用于预防老年人心血管系统疾病。阿司匹林的主要成分是乙酰水杨酸，本实验以浓硫酸作催化剂，以乙酸酐为乙酰化试剂，与水杨酸的酚羟基发生酰化反应合成乙酰水杨酸，反应如下：

主反应:

$$\text{水杨酸} + (CH_3CO)_2O \xrightarrow[80\sim 90^\circ C]{\text{浓}H_2SO_4} \text{乙酰水杨酸} + CH_3COOH$$

副反应:

$$2 \text{水杨酸} \xrightarrow{\Delta} \text{副产物1} + H_2O$$

$$\text{乙酰水杨酸} + \text{水杨酸} \xrightarrow{\Delta} \text{副产物2}$$

由于乙酰化反应不完全,制备的粗产品不纯,主要杂质是没有反应的水杨酸,它可以在各步纯化过程和产物的重结晶过程中被除去。因乙酰水杨酸中没有酚羟基,故不与 $FeCl_3$ 溶液显色,而水杨酸遇 $FeCl_3$ 溶液显紫色。利用这个性质,可以采用 $FeCl_3$ 溶液检查产品的纯度。

三、仪器与试剂

【仪器】干燥大试管、水浴锅、抽滤装置、表面皿、烧杯(50mL、200mL)。

【试剂】固体水杨酸、乙酸酐、浓硫酸、1% $FeCl_3$ 溶液、95%乙醇、蒸馏水。

【物理常数】主要试剂和产品的物理常数见表3-6。

表3-6 主要试剂和产品的物理常数

名称	分子量	性状	熔点/℃	沸点/℃	溶解性		
					水	醇	醚
水杨酸	138.1	白色结晶粉末	159		易溶	溶	溶
乙酸酐	102.1	无色透明液体	−73.1	138.6	微溶	易溶	易溶
乙酰水杨酸	180.2	白色结晶粉末	135(分解)		微溶	易溶	微溶
浓硫酸	98	无色油状液体		338	易溶	易溶	易溶

四、实验步骤

取一支干燥大试管,加入固体水杨酸 2.0g 和乙酸酐 7mL,摇匀,再滴加浓硫酸 5 滴,置于 80~90℃[1] 的热水浴中加热 15min,边加热边摇动试管,使反应物充分反应后,取出试管,倒入小烧杯(50mL)中,用 25mL 水分 3~4 次加入,边加水边剧烈搅拌[2],之后将烧杯放在冰水浴中冷却,搅拌,以加速晶体的析出。待晶体完全析出后,进行减压过滤。

将已抽干的粗制乙酰水杨酸转入一个干燥的 50mL 小烧杯中,加入 95%乙醇 5mL,置水浴中加热使之溶解(如不溶则再加少许乙醇),溶解完全后取出,加入 15mL 蒸馏水,在冰水浴中静置冷却,即有针状晶体析出,待结晶完全析出后,再进行减压过滤,并用少量蒸馏水洗涤漏斗中的晶体 2 次，抽干。将漏斗中的乙酰水杨酸晶体移至一干净表面皿上，干燥，称重，计算产率。取少量晶体溶于 10mL 95％乙醇中，加入 0.1％ $FeCl_3$ 溶液 2 滴，观察有无颜色变化。

五、注释

【1】热水浴加热温度不可过高，否则会生成副产物水杨酰水杨酸。

【2】反应结束后向反应体系中加水的时候要缓慢倒入，同时要快速搅拌，以免产生油状物。

六、思考题

1. 制备乙酰水杨酸时可选用哪些乙酰化试剂？各有什么优缺点？
2. 重结晶的目的是什么？

实验三十五　乙酰苯胺的制备

一、实验目的

① 学习和掌握合成乙酰苯胺的原理和实验操作。

② 学习重结晶基本操作，巩固分馏操作技术。

二、实验原理

酰化反应是向有机物分子中引入酰基的反应，最常用的是引入乙酰基的乙酰化反应。

乙酰苯胺可通过苯胺与冰醋酸、乙酸酐、乙酰氯等酰基化试剂反应制得。其中苯胺与乙酰氯反应最激烈，乙酸酐次之，而冰醋酸最慢，但冰醋酸容易得到，并且价格便宜。本实验选择冰醋酸作酰化剂，反应方程式如下：

$$\text{C}_6\text{H}_5\text{NH}_2 + \text{CH}_3\text{COOH} \underset{}{\overset{105℃}{\rightleftharpoons}} \text{C}_6\text{H}_5\text{NHCOCH}_3 + \text{H}_2\text{O}$$

该反应为可逆反应，在实验中加入的冰醋酸过量，并随时将生成的水蒸出，以使反应向右进行，提高反应产率。

乙酰苯胺具有解热镇痛作用，是较早使用的解热镇痛药，有"退热冰"之称。

三、仪器与试剂

【仪器】圆底烧瓶、锥形瓶、刺形分馏柱、温度计（150℃）、抽滤瓶、布氏漏斗、量筒、热水漏斗、接引管、烧杯、表面皿、真空泵、玻璃棒、烘箱。

【试剂】苯胺（新蒸馏）、冰醋酸、锌粉、活性炭、沸石。

【物理常数】主要试剂和产品的物理常数见表 3-7。

表 3-7　主要试剂和产品的物理常数

化合物名称	分子量	性　状	相对密度 d_4^{20}	熔点/℃	沸点/℃	水中溶解度/(g/100mL)
苯胺	93.13	无色液体	1.0217	−5.89	184.4	3.7
乙酰苯胺	135.17	白色固体	1.0261	114.3	304	0.56
冰醋酸	60.05	无色液体	1.0492	16.6	118.1	∞

四、实验步骤

实验装置如图 3-16 所示，在圆底烧瓶中，依次加入 5mL 新蒸馏的苯胺、7.5mL 冰醋酸、少许锌粉【1】（约 0.1g）及 2 粒沸石。装上一支刺形分馏柱，柱顶插一支 150℃的温度计，柱的支管连接一接引管。接引管下端再连接一个小锥形瓶。加热圆底烧瓶，维持柱顶温度在 105℃左右（不超过 110℃）约 50min，反应所生成的水几乎蒸完（含少量未反应的乙酸），当温度计读数下降或瓶内出现白雾时反应基本完成，停止加热。在不断搅拌下，将反应物趁热以细流慢慢倒入盛有 100mL 冷水的烧杯中，剧烈搅拌，冷却，待粗品乙酰苯胺完全析出时，用布氏漏斗减压抽滤，用 5~10mL 冷水洗涤，以除去酸液，抽干，得粗品乙酰苯胺。

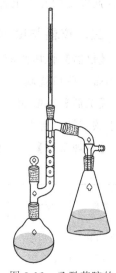

图 3-16 乙酰苯胺的合成装置

将粗品乙酰苯胺转移至盛有 100mL 热水的烧杯中，加热至沸，使之溶解，如仍有未溶解的油珠，可补加热水，至油珠全溶。稍冷后，加入约 1g 活性炭脱色【2】，搅拌使活性炭较均匀地分散在溶液中，再煮沸 5min。趁热将混合液用热水漏斗过滤，将滤液自然冷却，析出乙酰苯胺的白色片状晶体。抽滤，将产品放入干净的表面皿里，在 100℃以下的烘箱中烘干，得干燥的精品乙酰苯胺，称重，计算产率。

五、注释

【1】加入锌粉的目的是防止苯胺在加热过程中被氧化。
【2】活性炭不能加入沸腾或很热的溶液中，以免溶液"暴沸"。

六、思考题

1. 为什么在合成乙酰苯胺的步骤中，反应温度需控制在 105℃？
2. 乙酰化反应在有机合成中有何作用？

实验三十六　乙酸乙酯的制备

一、实验目的

① 熟悉和掌握酯化反应的基本原理和制备方法。
② 掌握液体有机化合物的精制方法。

二、实验原理

在浓硫酸催化下，冰醋酸和乙醇发生酯化反应生成乙酸乙酯。

$$CH_3COOH + CH_3CH_2OH \xrightleftharpoons[110\sim120℃]{\text{浓}H_2SO_4} CH_3COOC_2H_5 + H_2O$$

该反应为可逆反应，为了提高乙酸乙酯的产率，本实验采取加入过量乙醇及不断将反应中生成的酯和水蒸出的方法，使平衡正向移动。

乙酸乙酯是具有水果香味的无色液体，是一种重要的有机溶剂，广泛应用于合成、食品着香剂以及调和水果香精。

三、仪器与试剂

【仪器】恒压滴液漏斗、三口烧瓶（100mL）、温度计、蒸馏头、直形冷凝管、接引管、锥形瓶、单口烧瓶（50mL）。

【试剂】冰醋酸、无水乙醇、浓硫酸、饱和碳酸钠溶液、饱和食盐水、饱和氯化钙溶液、无水碳酸钾、沸石。

【物理常数】主要试剂和产品的物理常数见表3-8。

表3-8 主要试剂和产品的物理常数

名称	分子量	性状	相对密度(d_4^{20})	熔点/℃	沸点/℃	溶解度/(g/100mL)		
						水	醇	醚
冰醋酸	60.05	无色液体	1.049	16.6	118.1	∞	∞	∞
乙醇	46.07	无色液体	0.780	−117	78.3	∞	∞	∞
乙酸乙酯	88.10	无色液体	0.905	−84	77.15	8.6	∞	∞

四、实验步骤

在100mL三口烧瓶中的一侧口装配一恒压滴液漏斗，另一侧口固定一个温度计，中口装配蒸馏头、温度计及直形冷凝管。冷凝管的末端连接接引管及锥形瓶，锥形瓶用冰水浴冷却。

在一小锥形瓶中放入3mL无水乙醇，一边摇动，一边慢慢加入3mL浓硫酸[1]，并将此溶液倒入三口烧瓶中，混合均匀后加入几粒沸石。配制20mL乙醇和14.3mL冰醋酸的混合溶液，倒入恒压滴液漏斗中。用油浴加热三口烧瓶，保持油浴温度在140℃左右，反应体系温度约为120℃。然后把恒压滴液漏斗中的混合溶液慢慢滴加到三口烧瓶中。调节加料的速度，使和酯蒸出的速度大致相等。加料约70min，这时保持反应物温度为120~125℃[2]。滴加完毕后，继续加热约10min，直到不再有馏出液流出为止。

馏出液中含有乙酸乙酯及少量乙醇、乙醚、水和乙酸。向馏出液中缓慢滴加饱和 Na_2CO_3 溶液中和馏出液中的酸，边加边摇，直到无 CO_2 气体逸出为止（用石蕊试纸检验酯层不显酸性为止），将混合液转入分液漏斗中，充分振摇后静置，分去下层水溶液。上层液体用等体积的饱和 NaCl 溶液洗涤[3]，以除去碳酸钠，再用饱和 $CaCl_2$ 溶液洗涤（洗涤醇，$CaCl_2$ 可与醇生成配合物），最后将上层的乙酸乙酯倒入干燥的小锥形瓶中，加入无水 K_2CO_3 干燥30min，在此期间要间歇振荡锥形瓶，过滤除去固体。

将干燥好的粗乙酸乙酯转移至50mL的单口烧瓶中，水浴加热，常压蒸馏，收集74~78℃的馏分，称重并计算产率。

五、注释

【1】硫酸加入过快会使温度迅速上升至超过乙醇的沸点，若不及时振摇均匀，则在硫酸与乙醇的界面处会产生局部过热炭化，反应液变为棕黄色，同时产生较多的副产物。

【2】控制反应温度在120~125℃，温度过高会增加副产物乙醚的含量。

【3】为减少乙酸乙酯在水中的溶解度，应采用饱和食盐水洗涤而不用自来水。洗涤后的

食盐水中含有碳酸钠,必须彻底分离干净,否则在其后用氯化钙溶液洗涤时会产生碳酸钙絮状沉淀,增加分离的难度。如果遇到了发生絮状沉淀的情况,应将其滤去,然后再重新转入分液漏斗中静置分层。

六、思考题

1. 酯化反应有什么特点?本实验如何创造条件使酯化反应尽量向生成物方向进行?
2. 在精制过程中,饱和碳酸钠溶液、饱和氯化钠溶液、饱和氯化钙溶液和无水碳酸钾分别除去哪些杂质?

实验三十七 乙酸正丁酯的制备

一、实验目的

① 熟悉乙酸正丁酯反应原理,掌握乙酸正丁酯的制备方法。
② 掌握回流和蒸馏操作以及分水器的使用。
③ 掌握洗涤和萃取操作。

二、实验原理

以冰醋酸和正丁醇为原料,在酸催化下直接酯化制备乙酸正丁酯,反应式如下:

$$CH_3COOH + CH_3CH_2CH_2CH_2OH \underset{\triangle}{\overset{浓 H_2SO_4}{\rightleftharpoons}} CH_3COOCH_2CH_2CH_2CH_3 + H_2O$$

酯化反应一般要用酸进行催化,本实验采用浓硫酸。加热和加催化剂,能加速反应,但不能提高产率;增大反应物浓度或减少生成物浓度,能使平衡向正反应方向移动,从而提高产率。

本实验中,采用冰醋酸过量,同时采用回流分水装置,随时将反应中所生成的水从体系中除去,以使平衡向正反应方向进行来提高酯的产率。

三、仪器与试剂

【仪器】圆底烧瓶(100mL)、球形冷凝管、直形冷凝管、蒸馏烧瓶(50mL)、分液漏斗、烧杯、锥形瓶、滴管、温度计、石棉网、铁架台。

【试剂】正丁醇、冰醋酸、浓硫酸、10%碳酸钠溶液、无水硫酸镁、沸石。

四、实验步骤

实验装置如图3-17所示,在干燥的100mL圆底烧瓶中,装入正丁醇(9.2mL,0.1mol)和冰醋酸(12mL,0.2mol),并小心加入3~4滴浓硫酸[1],摇匀后加入几粒沸石,然后安装分水器及回流冷凝管,并在分水器中预先加水略低于支管口(约为1~2cm)。在石棉网上加热回流,反应一段时间后把水逐渐分去,保持分水器中水层液面在原来的高度。约40min后不再有水生成,表示反应完毕。停止加热,记录分出的水量。冷却后卸下回流冷凝管,把分水器中分出的酯层[2]和圆底烧瓶中的反应液一起倒入分液漏斗中。用10mL 10%碳酸钠溶液洗涤,分去水层。将

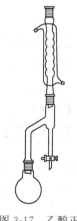

图3-17 乙酸正丁酯的合成装置

酯层再用 10mL 水洗涤一次，分去水层。将酯层倒入锥形瓶中，加少量无水硫酸镁干燥。

将干燥后的乙酸正丁酯倒入干燥的 50mL 蒸馏烧瓶中（注意不要把硫酸镁倒进去！）加入沸石，安装好蒸馏装置，在石棉网上加热蒸馏。收集 124~126℃的馏分，前后馏分倒入指定的回收瓶中。

纯乙酸正丁酯是无色液体，沸点为 126.5℃，折射率为 1.3951。

五、注释

【1】浓硫酸在反应中起催化作用，故只需少量，滴加浓硫酸时，要边加边摇，以免局部炭化。

【2】本实验利用恒沸混合物除去酯化反应中生成的水。正丁醇、乙酸正丁酯和水形成恒沸混合物，含水的恒沸混合物冷凝为液体时，分为两层，上层为含少量水的酯和醇，下层主要是水。

六、思考题

1. 酯化反应有哪些特点？本实验中如何提高产率？又如何加快反应速率？
2. 在提纯粗产品过程中，用 10%碳酸钠溶液洗涤，主要除去哪些杂质？

实验三十八　氯代叔丁烷的制备

一、实验目的

① 了解叔醇的卤代反应机理、卤化剂的种类及特点。
② 练习掌握分液漏斗的使用、萃取和蒸馏等的基本操作。

二、实验原理

氯代叔丁烷可以用叔丁醇氯代反应装置制备，本实验用的氯化剂是浓盐酸。利用浓盐酸制备氯代烷烃，不但解决了浓盐酸的利用问题，也得到了有价值的化工中间体。反应式如下：

$$(CH_3)_3C-OH + HCl \longrightarrow (CH_3)_3C-Cl + H_2O$$

三、仪器与试剂

【仪器】三口烧瓶（100mL）、温度计、电动搅拌器、球形冷凝管、圆底烧瓶、蒸馏烧瓶、分液漏斗、烧杯、锥形瓶、台秤。

【试剂】叔丁醇、浓盐酸、5%碳酸氢钠溶液、无水硫酸镁。

【物理常数】主要试剂和产品的物理常数见表 3-9。

表 3-9　主要试剂和产品的物理常数

名称	分子量	相对密度(d_4^{20})	熔点/℃	沸点/℃	溶解性		
					水	醇	醚
叔丁醇	74.12	0.786	25.6	82.41	∞	∞	∞
氯代叔丁烷	92.57	0.843	−26.5	51~52	微	∞	∞

四、实验步骤

实验装置如图 3-18 所示,在配有电动搅拌器、温度计、球形冷凝管的 100mL 的三口烧瓶中,加入叔丁醇 10g、浓盐酸 33mL,开动搅拌,室温下反应 1h,静置分层,有机层以 5%碳酸氢钠洗涤两次[1](每次 25mL),以无水硫酸镁干燥 0.5h 后,进行常压蒸馏[2],收集 50～53℃的馏分,得到的产品为无色透明液体。

五、注释

【1】当加入饱和碳酸氢钠溶液时有大量气体产生,必须缓慢加入,并慢慢地旋动开口的漏斗塞,直至气体逸出基本停止,再将分液漏斗塞旋紧,缓缓倒置后,立即放气。

【2】蒸馏产物时,要用水浴加热。

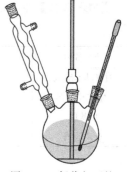

图 3-18 氯代叔丁烷的合成装置

六、思考题

1. 本实验中采用 5%碳酸氢钠洗涤的目的是什么?
2. 本实验是否可以采用其他氯化剂?

实验三十九　甲基橙的制备

一、实验目的

① 通过甲基橙的制备,学习重氮化反应和偶联反应的实验操作。
② 巩固盐析和重结晶的原理和操作。

二、实验原理

甲基橙一般采用重氮化-偶联反应制备,将对氨基苯磺酸与氢氧化钠作用生成易溶于水的盐,再与 HNO_2 重氮化,然后再与 N,N-二甲基苯胺偶联得到粗产品甲基橙。粗产品再进行重结晶,得到甲基橙精产品。反应式如下:

$$H_2N-\text{C}_6\text{H}_4-SO_3H + NaOH \longrightarrow H_2N-\text{C}_6\text{H}_4-SO_3Na + H_2O$$

$$H_2N-\text{C}_6\text{H}_4-SO_3Na + NaNO_2 + HCl \xrightarrow{0\sim5℃} [HO_3S-\text{C}_6\text{H}_4-N^+\equiv N]Cl^-$$

$$[HO_3S-\text{C}_6\text{H}_4-N_2]Cl + \text{C}_6\text{H}_5-N(CH_3)_2 \xrightarrow[0\sim5℃]{HAc} [HO_3S-\text{C}_6\text{H}_4-N=N-\text{C}_6\text{H}_4-N^+H(CH_3)_2]Ac^-$$

$$[HO_3S-\text{C}_6\text{H}_4-N=N-\text{C}_6\text{H}_4-N^+H(CH_3)_2]Ac^- \xrightarrow{NaOH} NaO_3S-\text{C}_6\text{H}_4-N=N-\text{C}_6\text{H}_4-N(CH_3)_2$$

三、仪器与试剂

【仪器】烧杯、试管、滴管、刻度吸管、布氏漏斗、滤纸、抽滤瓶、恒温水浴锅、冰水浴、温度计、玻璃棒、洗耳球、真空泵、台秤、量筒、淀粉碘化钾试纸、pH试纸。

【试剂】对氨基苯磺酸、N,N-二甲基苯胺、亚硝酸钠、浓盐酸、冰醋酸、5% NaOH 溶液、10% NaOH 溶液、95%乙醇、乙醚、0.2% NaOH 溶液。

【物理常数】主要试剂及主要产物的物理常数见表 3-10。

表 3-10 主要试剂及主要产物的物理常数

药品名称	分子量	性状	熔点/℃	沸点/℃	相对密度(d_4^{20})	水溶性
对氨基苯磺酸	173.84	白色或灰白色晶体	288	—	1.485	不溶
N,N-二甲基苯胺	121.18	淡黄色油状液体	2.45	194.5	0.9563	不溶
甲基橙	327.34	橙黄色鳞片状结晶	—	—	0.987	微溶
亚硝酸钠	69	白色或微带浅黄色晶体	271	320	2.168	易溶

四、实验步骤

1. 重氮盐的制备

在烧杯中放置 10mL 5% NaOH 溶液及 2g 对氨基苯磺酸晶体，温水浴温热溶解，晶体完全溶解后冷却到室温。另溶 0.8g $NaNO_2$ 于 6mL 水中，摇动溶解完全后倒入上述烧杯内。搅拌均匀，将烧杯置于冰水浴中，冷却到 0~5℃。在不断搅拌下，将 13mL 水和 2.5mL 浓盐酸配成的溶液慢慢滴加到上述混合溶液中，并控制烧杯中液体温度在 5℃ 以下【1】。滴加完后用淀粉碘化钾试纸检验 pH【2】，然后继续在冰水浴中放置 15min 以保证反应完全。

2. 偶联反应

取 1.30mL N,N-二甲基苯胺和 1mL 冰醋酸置于试管中混合均匀，在不断搅拌下，将此溶液慢慢滴加到上述冷却的重氮盐溶液中，可见有红色沉淀析出。加完后，继续搅拌 10min，使偶联反应完全。然后慢慢加入 15mL 10% NaOH 溶液，不断搅拌，直至溶液由红色变为橙色，这时溶液呈碱性。

从冰水浴中取出烧杯，将烧杯置于沸水浴中加热，直至沉淀完全溶解，冷却至室温后，再将烧杯置于冰水浴中冷却，使甲基橙晶体完全析出。抽滤收集晶体【3】，并依次用水、95%乙醇、乙醚各 10mL 洗涤晶体，压干。

3. 重结晶

将粗产品转入到 75mL 0.2% NaOH 热的水溶液中，加热搅拌，全部溶解后，冷却至室温，再置于冰水浴中冷却结晶，待结晶完全析出后，抽滤，依次用 95%乙醇、乙醚各 10mL 洗涤产品【4】，干燥，称重，计算产率。

五、注释

【1】本反应的温度控制相当重要，制备重氮盐时，温度应保持在 5℃ 以下。如果重氮盐的水溶液温度升高，重氮盐会水解生成酚，降低产率。

【2】若试纸不显蓝色，尚需补充亚硝酸钠溶液。

【3】由于产物晶体较细，抽滤时，应防止将滤纸抽破（布氏滤斗不必塞得太紧）。

【4】用乙醇、乙醚洗涤的目的是使其迅速干燥。

六、思考题

1. 实验中为什么要将反应温度控制在5℃以下？温度偏高对反应有什么影响？
2. 试结合本实验，讨论一下重氮化反应和偶联反应的条件。

实验四十 对硝基苯甲酸的制备

一、实验目的

① 掌握利用对硝基甲苯制备对硝基苯甲酸的原理及方法。
② 掌握电动搅拌装置的安装及使用。
③ 练习并掌握固体酸性产品的纯化方法。

二、实验原理

$$\text{CH}_3\text{-C}_6\text{H}_4\text{-NO}_2 + Na_2Cr_2O_7 + 4H_2SO_4 \longrightarrow \text{COOH-C}_6\text{H}_4\text{-NO}_2 + Na_2SO_4 + Cr_2(SO_4)_3 + 5H_2O$$

该反应为两相反应，反应中要不断滴加浓硫酸，为了增加两相的接触面，为了尽可能使其迅速均匀地混合，以避免因局部过浓、过热而导致其他副反应的发生或有机物的分解。本实验采用电动搅拌装置，这样不但可以较好地控制反应温度，同时也能缩短反应时间和提高产率。

该反应生成的粗产品为酸性固体物质，可通过加碱溶解、再酸化的办法来纯化。纯化的产品用蒸汽浴干燥。

三、仪器与试剂

【仪器】三口烧瓶（100mL）、滴液漏斗、电动搅拌装置、球形冷凝管、布氏漏斗、滤纸、抽滤瓶、烧杯、真空泵、台秤。

【试剂】对硝基甲苯、固体重铬酸钠、浓硫酸、5%硫酸溶液、5%氢氧化钠溶液、15%硫酸溶液、活性炭。

【物理常数】主要试剂及主要产物的物理常数见表3-11。

表3-11 主要试剂及主要产物的物理常数

药品名称	分子量	熔点/℃	沸点/℃	相对密度(d_4^{20})	水溶性
对硝基甲苯	137.14	51.3	237.7	1.286	不溶
重铬酸钠	298.05	356.7	400	2.348	易溶
对硝基苯甲酸	167.12	242		1.610	难溶
浓硫酸	98		338	1.84	∞

四、实验步骤

如图3-19所示，安装带搅拌[1]、回流、滴液的装置。在100mL的三口烧瓶中依次加入2g对硝基甲苯、6g固体重铬酸钠及40mL水。在搅拌[2]下自滴液漏斗滴入10mL浓硫酸[3]

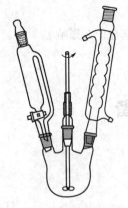

图 3-19　滴加搅拌回流装置

（注意用冷水冷却，以免对硝基甲苯因温度过高挥发而凝结在球形冷凝管上）。硫酸滴完后，加热回流 30min，反应液呈黑色（此过程中，球形冷凝管可能会有白色的对硝基甲苯析出，可适当关小冷凝水，使其熔融滴下）。

待反应物冷却后，搅拌下加入 40mL 冰水，有沉淀析出，抽滤并用 25mL 水分两次洗涤。

将洗涤后的对硝基苯甲酸的黑色固体放入盛有 15mL 5％硫酸溶液的容器中，沸水浴上加热 10min，冷却后抽滤（目的是除去未反应完的铬盐）。

将抽滤后的固体溶于 25mL 5％ NaOH 溶液中，50℃ 温热后抽滤[4]，在滤液中加入 1g 活性炭，煮沸趁热抽滤（此步操作很关键，温度过高时对硝基甲苯熔化被滤入滤液中，温度过低时对硝基苯甲酸钠会析出，影响产物的纯度或产率）。

充分搅拌下将抽滤得到的滤液慢慢加入盛有 20mL 15％硫酸溶液的烧杯中[5]，析出黄色沉淀，抽滤，用少量冷水洗涤两次，干燥后称重[6]（加入顺序不能颠倒，否则会造成产品不纯）。粗品可用乙醇-水进行重结晶，产品为黄色片状结晶。

五、注释

【1】安装仪器前，要先检查电动搅拌装置转动是否正常，搅拌棒要垂直安装，安装好仪器后，再检查转动是否正常。

【2】从滴加浓硫酸开始，整个反应过程中，一致保持搅拌。

【3】滴加浓硫酸时，只搅拌，不加热；加浓硫酸的速度不能太快，否则会引起剧烈反应。

【4】碱溶时，可适当温热，但温度不能超过 50℃，以防未反应的对硝基甲苯熔化，进入溶液。

【5】酸化时，将滤液倒入酸中，不能反过来将酸倒入滤液中。

【6】纯化后的产品，用蒸汽浴干燥。

六、思考题

1. 本实验为芳烃侧链的氧化反应，那芳环侧链的氧化方法有哪些？氧化的规律有哪些？
2. 本实验为非均相反应，试讨论提高非均相反应的措施除了电动搅拌外，还有哪些措施？

实验四十一　苯甲酸和苯甲醇的制备

一、实验目的

① 掌握制备苯甲酸和苯甲醇的原理及方法。
② 复习萃取、重结晶、抽滤及蒸馏等操作。

二、实验原理

康尼查罗（Cannizzaro）反应是指无 α-氢原子的醛在浓的强碱溶液作用下进行的自身氧化还原反应，一分子醛被还原成醇，另一分子醛被氧化成羧酸。

本实验采用苯甲醛在浓氢氧化钠溶液中发生康尼查罗反应来制备苯甲醇和苯甲酸，反应式如下：

$$2\ \text{C}_6\text{H}_5\text{CHO} + \text{NaOH} \longrightarrow \text{C}_6\text{H}_5\text{CH}_2\text{OH} + \text{C}_6\text{H}_5\text{COONa} \xrightarrow{\text{HCl}} \text{C}_6\text{H}_5\text{COOH}$$

三、仪器与试剂

【仪器】锥形瓶（250mL）、分液漏斗、冷凝管、布氏漏斗、抽滤瓶、烧杯、刚果红试纸等。

【试剂】固体氢氧化钠、饱和亚硫酸氢钠溶液、10%碳酸钠溶液、无水硫酸镁（或无水碳酸钾）、浓盐酸、苯甲醛（新蒸）、乙醚。

四、实验步骤

在 250mL 的锥形瓶中，加入 17.5g 氢氧化钠和 17.5mL 水[1]，搅拌使氢氧化钠完全溶解。冷至室温后，加入 20mL 新蒸苯甲醛[2]。用橡胶塞塞紧瓶口，用力振摇，使反应物充分混合，最后成为白色糊状物，放置 24h 以上。

向反应混合物中逐渐加入约 60mL 的水，不断振摇，使其中的苯甲酸盐全部溶解。冷却后将溶液倒入分液漏斗中，每次用 20mL 乙醚萃取三次（水层也要保存好，供下面制备苯甲酸时使用）。合并上层的乙醚萃取液，依次用 5mL 饱和亚硫酸氢钠溶液、10mL 10%碳酸钠溶液及 10mL 水洗涤，最后用无水硫酸镁或无水碳酸钾干燥。

干燥后的乙醚溶液，先蒸去乙醚[3]，再蒸馏苯甲醇，收集 204～206℃的馏分，纯苯甲醇为无色液体，沸点为 205.5℃。

乙醚萃取过的水溶液，用浓盐酸酸化直至能使刚果红试纸变蓝，冰水冷却使苯甲酸完全析出，抽滤，用少量水洗涤固体，挤压除去水分，将制得的苯甲酸放在沸水浴上干燥。

若要得到纯产品，可用水重结晶提纯。纯苯甲酸为无色针状晶体，熔点为 122.4℃。

五、注释

【1】配制好的溶液是浓碱，操作中切不可沾到皮肤上。万一沾上，则及时用大量冷水冲洗。

【2】苯甲醛最好是新蒸的，因为苯甲醛放置时间长后易氧化成苯甲酸。

【3】蒸馏乙醚时严禁使用明火，实验室内也不准有其他人使用明火。

六、思考题

1. 为什么要振摇？白色糊状物是什么？

2. 乙醚萃取液为何要用饱和亚硫酸氢钠溶液洗涤？

3. 乙醚萃取后的水溶液，酸化到中性是否最合适？为什么？不用试纸检验时如何知道酸化已完成？

实验四十二　正丁醚的制备

一、实验目的

① 掌握正丁醚的制备原理和方法。
② 学习使用分水器的实验操作。
③ 复习蒸馏等基本操作。

二、实验原理

两分子醇在浓硫酸作脱水剂的存在下共热生成醚，但醇也可以在较高温度下被浓硫酸脱水生成烯烃，为了减少这个副反应，在操作时必须注意控制好反应温度。

此反应为可逆反应，通常采用一个特殊的分水器将生成的水不断从反应物中除去，使反应向有利于生成醚的方向进行。

制备正丁醚的反应为：

$$2CH_3CH_2CH_2CH_2OH \underset{\triangle}{\overset{浓 H_2SO_4}{\rightleftharpoons}} (CH_3CH_2CH_2CH_2)O + H_2O$$

其副反应为：

$$CH_3CH_2CH_2CH_2OH \underset{\triangle}{\overset{浓 H_2SO_4}{\rightleftharpoons}} CH_3CH_2CH=CH_2 + H_2O$$

三、仪器与试剂

【仪器】三口烧瓶（100mL）、球形冷凝管、分水器、温度计、分液漏斗、蒸馏瓶（25mL）、电热套、铁架台、石棉网。

【试剂】正丁醇、浓硫酸、无水氯化钙、5%氢氧化钠溶液、饱和氯化钙溶液、沸石。

【物理常数】主要试剂及主要产物的物理常数见表3-12。

表3-12　主要试剂及主要产物的物理常数

名　称	分子量	性状	相对密度(d_4^{20})	熔点/℃	沸点/℃	水中溶解性
正丁醇	74.1	无色液体	0.89	-89.8	118	溶
正丁醚	130.23	无色液体	0.764	-98	142.4	不溶

四、实验步骤

在100mL的三口烧瓶中，加入13.5mL正丁醇及2.5mL浓硫酸，摇动使之混合均匀，并加入几粒沸石，按图3-20所示搭建装置，三口烧瓶的一口装上温度计，温度计插入液面以下，另一口装上分水器，分水器的上端接一球形冷凝管。先在分水器内放置(V-1.7)mL 水[1]，另一口用磨口塞塞紧，然后将三口烧瓶放在石棉网上小火加热至微沸，进行分水。反应中产生的水经冷凝后收集在分水器的下层，上层有机相积至分水器支管时，即可返回三口烧瓶。大约经 1.5h 后，三口烧瓶中的反应液温度可达 134～136℃[2]。当分水器全部被水充满时停止反应。

冷却到室温后将反应液倒入盛有 25mL 水的分液漏斗中，充分振摇，静置后弃去下层液体。上层粗产物依次用 12mL 水、8mL 5％氢氧化钠溶液[3]、8mL 水和 8mL 饱和氯化钙溶液洗涤[4]，用 1g 无水氯化钙干燥。干燥后的产物滤入 25mL 蒸馏瓶中蒸馏，收集 140～144℃馏分，称量，计算产率。

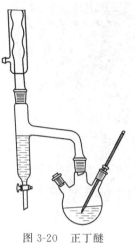

图 3-20　正丁醚制备的装置图

五、注释

【1】V 为分水器的体积，本实验根据理论计算的失水体积为 1.5mL，故在回流前先将分水器注满水，然后再放出等于或略大于理论出水量的水，放掉约 1.7mL 水。

【2】制备正丁醚的较适宜温度是 130～140℃，但开始回流时，这个温度很难达到，因为正丁醚可与水形成共沸物（沸点 94.1℃，含水 33.4％）。另外，正丁醚与水及正丁醇形成三元共沸物（沸点 90.6℃，含水 29.9％，含正丁醇 34.6％），正丁醇也可与水形成共沸物（沸点 93℃，含水 44.5％），故应在 100～115℃之间反应半小时之后可达到 130℃以上。

【3】在碱洗过程中，不要太剧烈地摇动分液漏斗，否则生成乳浊液，分离困难。一旦生成乳浊液，可加入少量食盐等电解质或水，使之分层。

【4】正丁醇溶在饱和氯化钙溶液中，而正丁醚微溶。

六、思考题

1. 反应物冷却后为什么要倒入 25mL 水中？各步的洗涤目的何在？
2. 分水器分出的水为什么比理论计算量多？
3. 能否用本实验方法由乙醇和 2-丁醇制备乙基仲丁基醚？用什么方法比较好？

第四章 综合性实验

实验四十三 邻二氮菲分光光度法测定铁

一、实验目的
① 理解分光光度法的原理。
② 掌握邻二氮菲分光光度法测定 Fe^{2+} 含量的方法。
③ 熟练使用 722S 型分光光度计。

二、实验原理
邻二氮菲是目前应用于测定微量铁的较好试剂,在 pH 2~9 的溶液中,邻二氮菲与试剂中 Fe^{2+} 生成稳定的红色配合物,$\lg k_{稳}=21.3$,摩尔吸光系数 $\varepsilon=1.1\times10^4$,最大吸收波长 $\lambda_{max}=508nm$。反应如下:

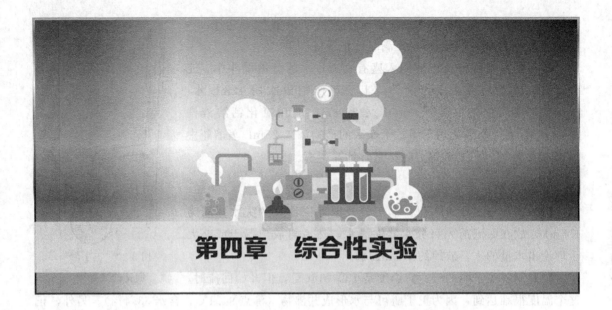

在上述 pH 值范围内,配合物十分稳定,可以很好地服从 Lambert-Beer 定律。该方法的选择性也很高。

铁必须是亚铁状态,因此,在显色前要加入还原剂盐酸羟胺,反应如下:
$$2Fe^{3+}+2NH_2OH \longrightarrow 2Fe^{2+}+N_2\uparrow+2H_2O+2H^+$$

选用波长为 λ_{max} 的单色光作为入射光,测定一系列不同浓度 Fe^{2+} 的标准溶液的吸光度,以吸光度(A)为纵坐标、浓度(c)为横坐标,绘制标准曲线,在同样条件下,测定未知液的吸光度,从标准曲线上查出未知液中 Fe^{2+} 的含量。

三、仪器与试剂
【仪器】722S 型分光光度计、容量瓶(50mL)、刻度吸管(2mL、5mL、10mL)、洗耳球。

【试剂】标准铁溶液（2000μmol/L）、邻二氮菲溶液（8mmol/L，新鲜配制）、盐酸羟胺溶液（1.5mol/L，临用时配制）、NaAc（1mol/L）、待测铁溶液。

四、实验步骤

1. 配制标准溶液

在 6 只 50mL 容量瓶中，用刻度吸管分别加入 0.00mL（试剂溶液）、0.40mL、0.80mL、1.20mL、1.60mL、2.00mL 标准铁溶液（含铁 2000μmol/L），分别加入 1.5mol/L 盐酸羟胺溶液 1mL、8mmol/L 邻二氮菲溶液 2mL 和 1mol/L NaAc 溶液 5mL，加水稀释至标线，摇匀（在溶液的配制过程中应注意溶液加入的顺序不能颠倒）。

2. 标准曲线的绘制

以最大吸收波长为入射光，用 1cm 比色皿，以试剂溶液为参比，测定各瓶溶液的吸光度。以吸光度（A）为纵坐标，以 Fe^{2+} 的浓度（单位为 μmol/L）为横坐标，绘制标准曲线。

3. 未知液的测定

用刻度吸管吸取待测铁溶液 10mL，注入 50mL 容量瓶中，加入 1.5mol/L 盐酸羟胺溶液 1mL、8mmol/L 邻二氮菲溶液 2mL，1mol/L NaAc 溶液 5mL，加水稀释至标线，摇匀，在最大吸收波长处，用 1cm 比色皿，以试剂溶液为参比溶液，测定未知溶液的吸光度。根据测得的吸光度（A）的大小，在标准曲线上查出未知液的浓度，并计算出原来试样中 Fe^{2+} 的浓度（单位为 μmol/L）。

五、思考题

1. 为什么要控制被测溶液的吸光度最好在 0.15～0.7 的范围内？怎样控制？
2. 用标准曲线法时，空白溶液如何选择？

实验四十四　紫外-可见分光光度法测苯甲酸含量

一、实验目的

① 学会使用紫外-可见分光光度计。
② 掌握标准曲线的绘制和含量的计算。

二、实验原理

在碱性条件下，苯甲酸形成苯甲酸盐，对紫外光有选择性吸收，其吸收光谱的最大吸收波长在 225nm 左右。可采用紫外分光光度计测定物质在紫外光区的吸收光谱并进行定量分析。

三、仪器与试剂

【仪器】容量瓶（50mL）、烧杯、751 型紫外-可见分光光度计、刻度吸管（5mL、10mL）、分析天平。

【试剂】0.01mol/L 氢氧化钠溶液、0.1mol/L 氢氧化钠溶液、苯甲酸、蒸馏水。

四、实验步骤

1. 苯甲酸标准储备液的制备

精确称取苯甲酸 100mg，用 0.1mol/L 氢氧化钠溶液 100mL 溶解后，再用蒸馏水稀释至 1000mL。此 1mL 溶液含 0.1mg 苯甲酸。

2. 苯甲酸吸收曲线的测量

吸取苯甲酸储备液 4.00mL，放入 50mL 容量瓶中，用 0.01mol/L 氢氧化钠溶液定容，摇匀。此 1mL 溶液含 $8\mu g$ 苯甲酸。用 0.01mol/L NaOH 溶液作为参比溶液，从 210～240nm 每隔一定波长（2～5nm）测定一次吸光度，在 225nm 左右隔 1nm 测定一次吸光度。用以上波长为横坐标、测得的吸光度为纵坐标绘制苯甲酸的紫外吸收曲线，从吸收曲线上找出最大吸收波长。数据记录如表 4-1 所示。

表 4-1 吸收曲线的绘制

波长 λ/nm	210	215	218	220	222	224	225	226	228
吸光度 A									
波长 λ/nm	230	235	240						
吸光度 A									

3. 标准曲线的绘制

取标准储备液适量，置于 50mL 容量瓶中，加 0.01mol/L 氢氧化钠溶液定容，分别得到浓度为 $4\mu g/mL$、$8\mu g/mL$、$12\mu g/mL$、$16\mu g/mL$、$20\mu g/mL$、$24\mu g/mL$ 的溶液，以最大吸收波长为入射光，测定各瓶溶液的吸光度。以吸光度（A）为纵坐标，以苯甲酸的浓度（单位为 $\mu g/mL$）为横坐标，绘制标准曲线。数据记录如表 4-2 所示。

表 4-2 标准曲线的绘制

浓度 $c/(\mu g/mL)$	4	8	12	16	20	24
吸光度 A						

4. 标准曲线法测定样品液苯甲酸的含量

取 10.00mL 样品液，放入 50mL 容量瓶中，用 0.01mol/L 氢氧化钠溶液定容，摇匀。以上述吸收曲线中找出的最大吸收波长作定量分析的入射光，以 0.01mol/L 氢氧化钠溶液为参比溶液，在完全相同的条件下测出稀释好的样品液的吸光度。在标准曲线上查出未知液的浓度，并计算出原来试样中苯甲酸的浓度。

五、思考题

1. 如果试液测得的吸光度不在标准曲线范围之内，怎么办？
2. 从实验测出的吸光度求苯甲酸含量的根据是什么？如何求得？

实验四十五　从茶叶中提取咖啡因

一、实验目的

① 学习从天然产物中提取有机物的原理和方法。

② 掌握索氏提取器的使用方法。
③ 掌握升华的原理和方法。

二、实验原理

茶叶中含有多种生物碱,其中以咖啡因(caffeine)为主,占1%~5%。另外还含有鞣酸(又名单宁酸)、没食子酸、色素、纤维素、蛋白质等。咖啡因是弱碱性化合物,易溶于氯仿(12.5%)、水(2%)及乙醇(2%)等。在苯中的溶解度为1%(热苯为5%)。鞣酸易溶于水和乙醇,但不溶于苯。

咖啡因是杂环化合物嘌呤的衍生物,它的化学名称为1,3,7-三甲基-2,6-二氧嘌呤,其结构式如下:

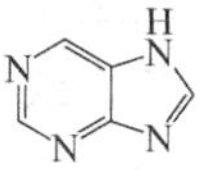

嘌呤 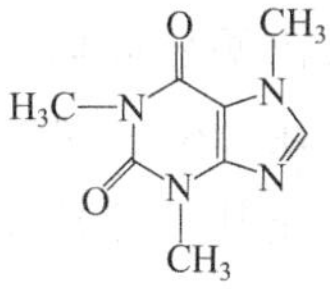　　咖啡因

含结晶水的咖啡因系无色针状结晶,味苦,能溶于水、乙醇、氯仿等。在100℃时即失去结晶水,并开始升华,120℃时升华相当显著,至178℃时升华很快。无水咖啡因的熔点为234.5℃。

为了提取茶叶中的咖啡因,往往利用适当的溶剂(如氯仿、乙醇、苯等)在索氏提取器(脂肪提取器)中连续萃取,然后蒸出溶剂,即得粗咖啡因。粗咖啡因中还含有一些生物碱和杂质,利用升华法可进一步纯化。

工业上的咖啡因主要通过人工合成制得。它具有刺激心脏、兴奋大脑神经和利尿等作用,因此可作为中枢神经兴奋药。它也是复方阿司匹林(APC)等药物的组分之一。

咖啡因可以通过测定熔点及使用光谱法加以鉴别。此外,还可以通过制备咖啡因水杨酸盐衍生物进一步得到确证。咖啡因作为碱,可与水杨酸作用生成水杨酸盐,此盐的熔点为137℃,反应如下:

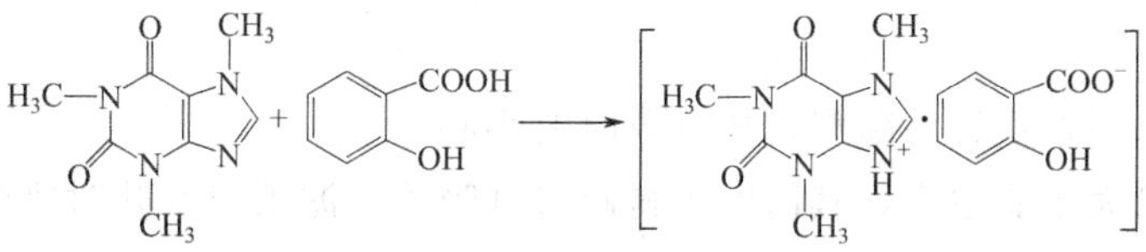

咖啡因　水杨酸　　　　　　咖啡因水杨酸盐

三、仪器与试剂

【仪器】索氏提取器、圆底烧瓶、表面皿、量筒、酒精灯、蒸发皿、烧杯、玻璃棒、滤纸、球形冷凝管、漏斗、蒸馏装置、分析天平、电热套、石棉网、研钵。

【试剂】茶叶、95%乙醇、生石灰、滤纸、大头针、氢氧化钙固体、沸石。

四、实验步骤

1. 实验方法(一)

按图4-1所示装好索氏提取器[1],称取10g茶叶研碎成末,放入索氏提取器的滤纸套

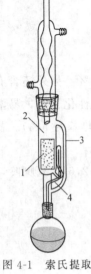

图 4-1 索氏提取器
1—滤纸套；2—提取器；
3—玻璃管；4—虹吸管

筒中【2】，在圆底烧瓶中加入 95％乙醇 100mL，放入几粒沸石，用电热套加热，连续提取 1.5～2h。当提取套筒中提取液颜色变浅时，说明被提取物大部分被提取，待冷凝液刚刚虹吸下去时，立即停止加热。稍冷后，改成蒸馏装置，回收提取液中的大部分乙醇【3】。当圆底烧瓶中的乙醇提取液浓缩至 5～6mL 时，趁热将瓶中的浓缩液倾入蒸发皿中，拌入 3～4g 生石灰【4】，使之成糊状。在石棉网上小心加热，不断搅拌蒸干，并压碎块状物，用小火焙炒片刻，务必使水分全部蒸发出去【5】。冷却后，擦去沾在边上的粉末，以免在升华时污染产物。在蒸发皿上覆盖一张刺有许多小孔的滤纸，然后用一个直径略小于蒸发皿的漏斗倒盖在上面，漏斗颈用棉花塞住以防止蒸气逸出。用砂浴小心加热升华【6】，控制砂浴温度在 220℃左右。当滤纸上出现许多白色毛状结晶时，暂停加热，让其自然冷却至 100℃左右。小心取下漏斗，揭开滤纸，用小刀将纸上和器皿周围的咖啡因刮下。残渣经搅拌混合后用较大的火再加热片刻，再升华一次。合并两次收集的咖啡因，称重并测定熔点。

2. 实验方法（二）

称取茶叶约 10g，将茶叶研碎成茶末，置于 500mL 烧杯中，加水 100mL 煮沸约 30min，其间可补加适量水，以免煮干。用漏斗过滤去除茶渣，取浓茶水于蒸发皿中，加氢氧化钙固体 10g，加热并不断搅拌，蒸发浓缩至液体呈黏稠的糊状时（摇动蒸发皿，液体均匀粘在蒸发皿内壁不流下时），改用小火加热，小心地将固体焙炒至干（切不可冒烟），务必使水分完全除去。用玻璃棒将固体物捣碎成直径 2mm 左右的颗粒，用一张直径略大于蒸发皿口径的滤纸（滤纸事先刺上一些小孔）盖住蒸发皿，在滤纸上倒扣一个漏斗，漏斗口用棉花塞住。将蒸发皿放在石棉网上小火加热升华 10～15min，停止加热，自然冷却至不烫手为止，小心取下漏斗和滤纸，会看到在滤纸上附着有大量无色针状晶体。

五、注释

【1】索氏提取器虹吸管易断裂，故拿取时要小心。

【2】滤纸套筒大小要适宜，其高度不得超过虹吸管，滤纸包茶叶时要严实，防止茶叶漏出而堵塞虹吸管，纸套上面折成凹形，以保证回流液均匀浸润被提取物。

【3】瓶中乙醇不可蒸得太干，否则残液很黏不易转移。

【4】生石灰起吸水和中和作用。

【5】如留有少量水分，下一步升华开始时在漏斗内会出现水珠，影响升华操作。若遇此情况，则擦干水珠，继续焙炒片刻后再升华。

【6】升华操作是本实验成败的关键。升华过程中，始终需用小火间接加热。如温度过高会使产品发黄，影响产品的质量。

六、思考题

1. 为什么用茶叶末，而不用完整茶叶？

2. 在升华的过程中，能嗅出什么气味？为什么？

实验四十六　从牛奶中分离提取酪蛋白和乳糖

一、实验目的

① 学习从牛奶中分离、提取酪蛋白、乳糖的原理和方法。
② 掌握结晶、减压过滤等操作。

二、实验原理

牛奶是由水、脂肪、蛋白质、乳糖和盐等组成，其中主要的蛋白质是酪蛋白，浓度约为 35g/L，约占牛奶含量的 3.4%。酪蛋白在牛奶中是以酪蛋白酸钙-磷酸钙复合体胶粒存在，在酸或凝乳酶的作用下，酪蛋白会沉淀。酪蛋白的 pH=4.8，牛奶的 pH=6.6，因而酪蛋白在牛奶中带负电荷，利用蛋白质在等电点时溶解度最小的特点，往牛奶中加入酸，将牛奶的 pH 调至酪蛋白的等电点来沉淀分离酪蛋白。因酪蛋白不溶于乙醇和乙醚，可用此两种溶剂除去酪蛋白中的脂肪。

牛奶经脱脂和去除蛋白质后，所得溶液为乳清，乳清中含糖类物质主要有乳糖，可通过浓缩、结晶制取乳糖。乳糖约占牛奶含量的 4%～6%，它是唯一由哺乳动物合成的糖。

三、仪器与试剂

【仪器】烧杯、锥形瓶、布氏漏斗、抽滤瓶、真空泵、滤纸、pHS-3C 型酸度计、电热套、玻璃棒、表面皿、分析天平。

【试剂】脱脂奶粉、10%乙酸溶液、碳酸钙、95%乙醇、25%乙醇、乙醚。

四、实验步骤

1. 酪蛋白的分离

取 20g 脱脂奶粉置于 150mL 烧杯中，加 50mL 水，加热至 40℃使奶粉充分溶解。在搅拌下慢慢加入 10%乙酸溶液约 10mL，并用 pHS-3C 型 pH 计检测，调整混合溶液的 pH=4.8[1]，有酪蛋白白色沉淀生成。用纱布过滤，再用少量水清洗沉淀 2～3 次（在滤液中立刻加入 5g 粉状碳酸钙，并搅拌几分钟，留作下面分离乳糖用）。将沉淀转移到烧杯中，加入 60mL 95%乙醇，搅拌后抽滤，再用乙醇和乙醚的等体积混合物 20mL 洗涤沉淀两次，最后用 5mL 乙醚洗涤沉淀，每次用玻璃棒搅拌乙醚中的酪蛋白约 10min，并捣碎所有团块[2]。用布氏漏斗抽滤后，将固体转移到表面皿上，晾干，称重并计算产率。

2. 乳糖的分离

将步骤 1 中已经加入 5g 碳酸钙[3]的滤液加热，使其平稳沸腾约 10min，趁热抽滤，除去沉淀的蛋白质和残余碳酸钙。将滤液转移至烧杯中并加热浓缩至约 30mL，趁热加入 95%乙醇 175mL，并继续加热，待其混合均匀后，趁热减压抽滤，将滤液（此时滤液应该是澄清的）转移到锥形瓶中，加塞，结晶过夜，让乳糖充分结晶，抽滤，并用冷的 25%乙醇 10mL 洗涤晶体，抽干，干燥，称重并计算产率。

五、注释

【1】加入的乙酸不能过量,因为过量乙酸会促使牛奶中的乳糖水解为葡萄糖和半乳糖。

【2】尽可能去除脂肪。

【3】碳酸钙的作用主要是中和过剩的乙酸。

六、思考题

1. 为什么调整溶液的pH可以将酪蛋白沉淀出来?
2. 试设计一个利用蛋白质其他性质提取蛋白质的实验。

实验四十七　从槐花米中提取芦丁

一、实验目的

① 学习黄酮苷类化合物的提取方法。
② 掌握趁热过滤及重结晶等基本操作。

二、实验原理

芦丁又称芸香苷,有调节毛细血管壁的渗透性的作用,临床上用于防治脑出血、高血压、视网膜出血和急性出血性肾炎等疾病。

芦丁存在于槐花米和荞麦叶中,槐花米是槐系豆科槐属植物的花蕾,槐花米中芦丁含量高达12%~16%,荞麦叶中含8%,芦丁是黄酮类植物的一种成分,黄酮类化合物分子中都有一个酮式羰基又显黄色,所以称为黄酮,其基本结构如下:

黄酮的草药成分几乎都带有一个以上羟基,还可能有甲氧基、烃基、烃氧基等其他取代基,3、5、7、3′、4′几个位置上有羟基或甲氧基的机会最多,6、8、2′等位置上一般无取代基。

黄酮类化合物结构中的羟基较多,大多数情况下是一元苷,也有二元苷。芦丁是黄酮苷,其结构式如下:

芦丁为淡黄色小针状结晶,不溶于乙醇、氯仿、石油醚、丙酮等溶剂,易溶于碱,呈黄色,酸化后又析出。芦丁溶于浓硫酸和浓盐酸,呈棕黄色,加水稀释后又析出。含3个结晶水的芦丁熔点为176~178℃,无水物的熔点为188℃。

三、仪器与试剂

【仪器】研钵、烧杯（50mL）、量筒、玻璃棒、pH 试纸、表面皿、布氏漏斗、抽滤瓶、真空泵、酒精灯、铁架台、石棉网、托盘天平。

【试剂】槐花米、饱和石灰水溶液、15％盐酸。

四、实验步骤

（1）称取 3g 槐花米，在研钵中研成粉状[1]，置于 50mL 烧杯中，加入 30mL 饱和石灰水溶液[2]，加热至沸，并不断搅拌，煮沸 15min 后，抽滤，滤渣再加 20mL 饱和石灰水溶液煮沸 10min，合并滤液用 15％盐酸中和，调节 pH＝3～4，放置 1～2h，使其沉淀，抽滤，用水洗涤 2～3 次，得芦丁粗品。

（2）将制得的芦丁粗品置于 50mL 烧杯中，加入 30mL 水，于石棉网上加热至沸，不断搅拌并慢慢加入约 10mL 饱和石灰水溶液，调节溶液的 pH 值为 8～9，等沉淀溶解后，趁热过滤，滤液置于 50mL 烧杯中，用 15％盐酸调节溶液的 pH 值至 4～5，静置 30min，芦丁以浅黄色结晶析出，抽滤，用水洗涤 1～2 次，烘干得芦丁纯品。

五、注释

【1】芦丁粉碎不可过细，以免过滤时速度过慢。

【2】加入饱和石灰水溶液既可以达到碱溶解提取芦丁的目的，又可以除去槐花米中大量多糖、黏液质。但 pH 值不能过高，否则钙离子与芦丁形成螯合物而沉淀析出。

六、思考题

1. 如何水解苷类结构的化合物？
2. 怎样确定芦丁分子中只含有一分子葡萄糖及一分子鼠李糖？

实验四十八　用废旧易拉罐制备明矾

一、实验目的

① 了解两性物质的一般特点。
② 了解由单质到化合物的一般制备方法。
③ 熟悉明矾的制备方法。
④ 掌握溶解、过滤、结晶及沉淀的转移和洗涤等基本操作。

二、实验原理

明矾是传统的净水剂，一直以来都受到了人们的关注，但是近年来分析出明矾中的铝对人体有害，因此现在已经不再主张用明矾作为净水剂，但是它在食品改良剂和膨松剂等方面还是有一定的应用。

本实验通过废旧铝制易拉罐的主要成分铝单质来合成明矾 $[KAl(SO_4)_2·12H_2O]$。铝单质既能与酸反应，同时又能与碱反应。将其溶于浓氢氧化钠中，能生成可溶性的偏铝酸钠，再用稀 H_2SO_4 调节 pH 值，又可将其转化为氢氧化铝，氢氧化铝可溶于硫酸，生成硫酸铝。硫酸铝能与碱金属的硫酸盐（如硫酸钾）在水溶液中结合，生成复盐明矾 [$KAl(SO_4)_2 \cdot 12H_2O$]。而当溶液冷却后，溶解度较小的明矾会以晶体形式析出，而未反应完的其他化合物则大多数留在了溶液中。制备中涉及的反应方程式如下：

$$2Al + 2NaOH + 6H_2O == 2Na[Al(OH)_4] + 3H_2\uparrow$$

$$2Na[Al(OH)_4] + H_2SO_4 == 2Al(OH)_3\downarrow + Na_2SO_4 + 2H_2O$$

$$2Al(OH)_3 + 3H_2SO_4 == Al_2(SO_4)_3 + 6H_2O$$

$$Al_2(SO_4)_3 + K_2SO_4 + 24H_2O == 2KAl(SO_4)_2 \cdot 12H_2O$$

三、仪器与试剂

【仪器】烧杯、量筒、玻璃棒、pH试纸、表面皿、布氏漏斗、抽滤瓶、真空泵、台秤、酒精灯、石棉网、水浴锅、铁架台。

【试剂】铝制易拉罐、砂纸、2mol/L NaOH、9mol/L H_2SO_4、K_2SO_4（固体）、无水乙醇、$NaHCO_3$（固体）。

四、实验步骤

1. 铝片的前处理

从易拉罐上剪下一块大小为 4cm×4cm 的薄片，用砂纸擦去其内外表面的油漆和胶质，然后将其洗干净，并擦干表面水分，剪成若干小片待用。

2. $Na[Al(OH)_4]$ 的制备

称取 0.5g 处理好的铝片，向其中加入 25mL 2mol/L NaOH，将烧杯置于热水浴中加热搅拌[1]，直至溶液中无气泡冒出。

3. $KAl(SO_4)_2 \cdot 12H_2O$ 的制备

趁热向滤液中快速加入 10mL 9mol/L H_2SO_4 溶液[2]，搅拌让溶液混合均匀。如果溶液中生成白色沉淀，稍稍加热使沉淀溶解，过滤。向滤液中加入 2.00g K_2SO_4（固体），继续加热至溶解，将所得溶液在空气中自然冷却后，加入 3mL 无水乙醇，放入冰水浴中冷却。待晶体完全析出后，减压过滤[3]，用 3mL 无水乙醇洗涤晶体两次，用滤纸吸干，称重，计算产率。

五、注释

【1】$Na[Al(OH)_4]$ 的制备反应剧烈，搅拌防止液体溅出。

【2】本实验需用 9mol/L H_2SO_4，浓度较高，使用时需注意安全。

【3】减压过滤后的滤液倒入烧杯，向其中加入少量 $NaHCO_3$ 固体至无气泡产生后，再加水稀释，倒入废液处理池中。

六、思考题

1. 明矾晶体析出后，前后两次加入乙醇的目的分别是什么？
2. 在废液处理的过程中主要发生了什么化学反应？

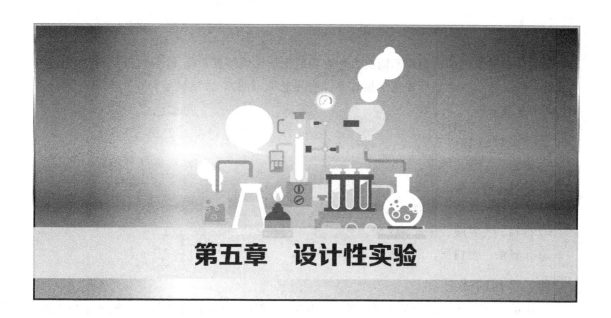

第五章 设计性实验

实验四十九 食醋总酸度的测定

一、实验目的

① 熟练掌握滴定管、容量瓶、移液管的使用方法和滴定操作技术。
② 了解强碱滴定弱酸的反应原理及指示剂的选择。
③ 学会食醋总酸度的测定方法。

二、实验提示

食醋的主要成分是乙酸,此外还含有少量的其他弱酸(如乳酸等)。不仅乙酸与碱反应,食醋中其他酸也与碱反应,故滴定测得为总酸度,统一以 ρ_{HAc}(单位为 g/L)表示。食醋中乙酸的浓度较大,故必须稀释后再进行滴定,用强碱滴定,在化学计量点时呈弱碱性,需选择合适的指示剂和合适的滴定管。

三、可用的试剂

约 0.1mol/L NaOH 溶液、$H_2C_2O_4 \cdot 2H_2O$(固体,AR)、$KHC_8H_4O_4$(固体,AR)、酚酞指示剂、甲基橙指示剂。

实验五十 典型有机物鉴别设计

一、实验目的

① 掌握醇、酚、醚、醛、酮、胺、糖的性质。
② 学会利用化合物特征反应、性质来鉴别化合物。
③ 通过实验提高学生实验设计、实验技能以及查阅文献能力。

二、实验提示

根据实验室提供的试剂及不同有机化合物的化学性质特点，设计出一套用于鉴别指定组有机化合物的流程（必须形成文字报告并经指导老师审阅），方案确定后，在60min内鉴别出各种有机物。

三、设计内容

① 苯酚、乙醇、丙酮、葡萄糖。
② 乙酰乙酸乙酯、乙醛、尿素、苯胺。
③ 葡萄糖、淀粉、蔗糖、乙酰乙酸乙酯。
④ 淀粉、亮氨酸、尿素、甲酸。
⑤ 水杨酸、蛋白质、苯甲醛、苯胺。

四、可用的试剂

Tollens 试剂、2,4-二硝基苯肼溶液、Fehling 试剂甲、Fehling 试剂乙、饱和草酸溶液、NaOH 溶液、$FeCl_3$ 溶液、浓 HNO_3、茚三酮溶液、溴水、碘-碘化钾溶液、硝酸银溶液、Na_2CO_3 溶液、$CuSO_4$ 溶液、氨水。

实验五十一　透明皂的制备

一、实验目的

① 了解透明皂的性能、特点和用途。
② 掌握透明皂的配制操作技巧。

二、实验提示

油脂（甘油三酯）是油和脂肪的统称，从化学成分上来讲，油脂都是高级脂肪酸与甘油形成的酯。油脂和强碱在一定温度下水解生成高级脂肪酸盐和甘油。透明皂的主要成分是高级脂肪酸盐，透明皂配方如表 5-1 所示。

表 5-1　透明皂配方

组分	质量分数/%	组分	质量分数/%
牛油	13	结晶阻化剂	2
椰子油	13	30% NaOH 溶液	20
麻油	10	95%乙醇	6
蔗糖	10	甘油	3.5
蒸馏水	10	香蕉香精	少许

综合比较各种制备方法，根据本校实验室所提供的仪器和试剂，制订出合适的合成路线。

三、仪器和试剂

请学生自行提出所需的各种仪器和试剂。

实验五十二　水杨酸甲酯的制备

一、实验目的
① 了解资料和文献的查阅方法。
② 了解有机化合物合成、分离、纯化的设计方法。
③ 掌握水杨酸甲酯的合成原理（或提取原理）以及工艺路线。

二、实验提示
水杨酸甲酯（methyl salicylate），又名冬青油，化学名为邻羟基苯甲酸甲酯，是无色且有香味的液体，沸点为 220~222℃，易溶于异辛烷、乙醚等有机溶剂，微溶于水。其放置在空气中易变色，在酸、碱性条件下易水解，现被广泛地用在精细品化工中作溶剂、防腐剂、固定液，也用作饮料、食品、牙膏、化妆品等的香料，以及用于生产止痛药、杀虫剂、擦光剂、油墨及纤维助染剂等。天然的水杨酸甲酯是在甜桦树中发现的，人们一般用提取的方法来获得冬青油，但因来源有限，后来人们就利用化学合成的方法来得到水杨酸甲酯。水杨酸甲酯结构式如下：

三、设计内容
① 本实验为设计性实验，要求学生根据所学理论知识独立完成实验设计和实验操作。
② 设计实验时，首先通过查阅资料和文献，了解该化合物的结构特征和相关性质，设计合成原理（或提取原理）、分离纯化方法、检测手段。根据合成原理和该化合物的结构特征，选择合适的原料和试剂（如采取提取方法，则给出提取仪器、提取溶剂等），进行实验操作步骤的设计。
③ 根据合成原理中各步反应的特点，确定合适的反应条件，如起始原料、所用试剂、反应温度、催化剂等（提取方法则应给出提取条件）。
④ 完成该实验的设计报告，报告经老师审阅通过方可完成实验操作，实验完成反应提交实验报告。

四、注意事项
① 尽可能多地查阅相关资料和文献，比较各合成路线的优缺点，从中选出合适可行的实验路线。
② 充分了解合成路线中各反应的反应条件，对实验所需的仪器和药品应尽可能详细。
③ 尽可能利用实验室现有资源。
④ 实验设计应包括合成、分离、纯化、检验等。

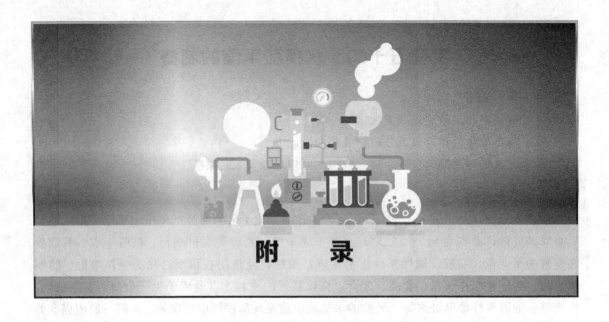

附录一 常用元素原子量

元素名称	化学符号	原子量	元素名称	化学符号	原子量
氢	H	1.0079	钴	Co	58.9332
氦	He	4.0026	镍	Ni	58.6934
锂	Li	6.491	铜	Cu	63.546
铍	Be	9.012	锌	Zn	65.39
硼	B	10.811	镓	Ga	69.732
碳	C	12.011	锗	Ge	72.61
氮	N	14.0067	砷	As	74.9216
氧	O	15.9994	硒	Se	78.96
氟	F	18.9984	溴	Br	79.904
氖	Ne	20.1797	氪	Kr	83.8
钠	Na	22.9897	钼	Mo	95.94
镁	Mg	24.305	钯	Pd	106.4
铝	Al	26.9815	银	Ag	107.8682
硅	Si	28.0855	镉	Cd	112.411
磷	P	30.9737	铟	In	114.818
硫	S	32.066	锡	Sn	118.71
氯	Cl	35.4527	锑	Sb	121.76
氩	Ar	39.948	碲	Te	127.6
钾	K	39.0983	碘	I	126.904
钙	Ca	40.078	氙	Xe	131.29
钪	Sc	44.9559	铯	Cs	132.9054
钛	Ti	47.867	钡	Ba	137.327
钒	V	50.9415	铂	Pt	195.08
铬	Cr	51.9961	金	Au	196.9665
锰	Mn	54.938	汞	Hg	200.59
铁	Fe	55.845	铅	Pb	207.19

附录二　危险化学试剂的使用知识

化学工作者每天都要接触各种化学药品，很多药品是剧毒、可燃和易爆炸的。我们必须正确使用和保管，严格遵守操作规程，就可以避免或尽量减少事故的发生。

根据常用的一些化学药品的危险性质，可以分为易燃、易爆和有毒三类，分述如下。

1. 易燃化学药品

（1）常见易燃化学药品如下。

① 可燃气体　氨、乙胺、氯乙烷、乙烯、氢气、硫化氢、甲烷、氯甲烷、二氧化硫等。

② 易燃液体　汽油、乙醚、乙醛、二硫化碳、石油醚、丙酮、苯、甲苯、二甲苯、苯胺、乙酸乙酯、甲醇、乙醇、氯甲醛等。

③ 易燃固体　红磷、三硫化二磷、萘、镁、铝粉等。

④ 自燃物质　黄磷等。

（2）实验室保存和使用易燃、有毒药品，应注意以下几点：

① 实验室内不要保存大量易燃溶剂，少量易燃溶剂也需密闭，切不可放在开口容器内，需放在阴凉背光和通风处并远离火源，不能接近电源及暖气等。腐蚀橡胶的药品不能用橡胶塞。

② 可燃性溶剂均不能直接用火加热，必须用水浴、油浴或可调节电压的电热套加热。蒸馏乙醚或二硫化碳时，要用预先加热的或通水蒸气加热的热水浴，并远离火源。

③ 蒸馏、回流易燃液体时，防止暴沸及局部过热，瓶内液体应占瓶体积的 1/3～1/2，加热时不得加入沸石或活性炭，以免暴沸冲出而着火。

④ 注意冷凝管水流是否畅通，干燥管是否阻塞不通，仪器连接处塞子是否紧密，以免蒸气溢出着火。

⑤ 易燃药品大都比空气密度大（如乙醚较空气密度大），能在工作台面流动，故即使在较远处的火焰也可能使其着火。尤其处理较大量的乙醚时，必须在没有火源且通风的实验室中进行。

⑥ 用过的溶剂不得倒入下水道中，必须设法回收。含有有机溶剂的滤渣不能丢入敞口的废物缸内，燃着的火柴头切不能丢入废物缸内。

⑦ 金属钠、钾遇火易燃，故需保存在煤油或液体石蜡中，不能露置在空气中。如遇着火，可用石棉布扑灭；不能用四氯化碳灭火器，因其与钠或钾易起爆炸反应。二氧化碳泡沫灭火器能加强钠或钾的火势，亦不能使用。

⑧ 某些易燃物质，如黄磷在空气中能自燃，必须保存在盛有水的玻璃瓶中，再放在金属桶中，绝不能直接放在金属桶中，以免腐蚀。自水中取出后，立即使用，不得露置在空气中过久。用过之后必须采取适当方法销毁残余部分，并仔细检查有无在桌面或地面上散失。

2. 易爆化学药品

当气体混合物发生反应时，其反应速率随成分而变，当反应速率达到一定程度时，会引起爆炸，如氢气和空气或氧气混合到一定比例，遇火焰就会发生爆炸。乙炔与空气亦可生成爆炸混合物。汽油、二硫化碳、乙醚的蒸气与空气混合，亦可因明火或电火花导致爆炸。

不但乙醚蒸气能与空气或氧混合，形成爆炸混合物，同时由于光或氧的影响，乙醚可被氧化成过氧化物，其沸点较乙醚高。在蒸馏乙醚时，当浓度较高时，则发生爆炸，故使用时，均需先鉴定其中是否已有过氧化物。此外，如二氧六环、四氢呋喃及某些不饱和烃类（如丁二烯），亦可因产生过氧化物而爆炸。

能自行爆炸的化学药品有高氯酸钾、硝酸铵、浓高氯酸、雷酸汞、三硝基甲苯等。

能混合后发生爆炸的化学药品有：a. 高氯酸＋酒精或其他有机物；b. 高锰酸钾＋甘油或其他有机物；c. 高锰酸钾＋硫酸或硫；d. 硝酸＋镁或碘化氢；e. 硝酸铵＋酯类或其他有机物；f. 硝酸铵＋锌粉＋水；g. 硝酸盐＋氯化亚锡；h. 过氧化物＋铝＋水；i. 硫＋氧化汞；j. 金属钠或钾＋水。

氧化物与有机物接触时，极易引起爆炸，在使用浓硝酸、高氯酸、过氧化氢等时，应特别注意。使用可能发生爆炸的化学药品时，必须做好个人防护，戴面罩或防护眼镜，并在通风橱中进行操作。要设法减少药品用量或浓度，进行小量实验。平时危险药品要妥善保存，如苦味酸需保存在水中，某些过氧化物（如过氧化苯甲酰）必须加水保存，易爆炸残渣必须妥善处理，不得随意乱丢。

3. 有毒化学药品

日常我们所接触到的化学药品中，少数是剧毒药品，使用时必须十分谨慎，很多药品经长期接触或接触量过大，产生慢性或急性中毒。只要掌握使用有毒化学药品的规则和采取防护措施，即可避免或把中毒的机会减少到最低程度。以下对有毒化学药品进行分类介绍，以加强防护措施，避免有毒化学药品对人体的伤害。

① 有毒气体　如溴、氯、氟、氢氰酸、氟化氢、二氧化硫、硫化氢、光气、氨、一氧化碳等均为窒息性或具有刺激性的气体。在使用以上气体进行实验时，应在通风良好的通风橱中进行，反应中有气体产生时，应安装气体吸收装置（如反应产生盐酸气、溴化氢等）。遇气体中毒时，应立即将中毒者转移到空气流通处，静卧、保暖，施以人工呼吸或给吸氧，及时请医生治疗。

② 强酸或强碱　硝酸、硫黄、盐酸、氢氧化钠、氢氧化钾均刺激皮肤，有腐蚀作用，造成化学烧伤。当吸入其烟雾，会刺激呼吸道。稀释硫酸时，应将硫酸慢慢倒入水中，并随同搅拌，不要在不耐热的厚玻璃器皿中进行。

储存碱的瓶子不能用玻璃塞，以免碱腐蚀玻璃，使瓶塞打不开。取碱时必须戴防护眼镜及白手套。配制碱液时，应在烧杯中进行，不能在小口瓶或量筒中进行，以防容器受热破裂而造成事故。开启氨水瓶时，必须事先冷却，瓶口朝向无人处，最好在通风橱内进行。

如遇皮肤或眼睛受伤，第一步都需用大量自来水冲洗。第二步应区别情况处理，酸沾染用3%～5% $NaHCO_3$ 溶液洗，碱沾染用2%乙酸洗。如果沾染部位是眼睛，则先用大量自来水冲洗后，酸可用1% $NaHCO_3$ 溶液洗，碱可用1%硼酸溶液洗，然后送医院治疗。

③ 无机药品

a. 氰化物及氢氰酸　毒性极强，致毒作用极快，空气中氰化氢含量达3/10000时，即可在数分钟内致人死亡；内服极少量氰化物，亦可很快中毒死亡。取用时，需特别注意，氰化物必须密封保存。氰化物要有严格的领用保管制度，取用时必须戴厚口罩、防护眼镜及手套，手上有伤口时不得进行该项实验。使用过的仪器、桌面均应亲自收拾，用水冲净，手及脸亦应仔细洗净。

b. 汞　在室温下即能蒸发，毒性极强，能致急性中毒或慢性中毒，使用时须注意室内通风；提纯或处理时，必须在通风橱内进行。若有汞撒落时，要用滴管收集，分散的小粒也要尽量收集，然后再用硫黄粉、锌粉或三氯化铁溶液消除。

c. 溴　溴液可致皮肤烧伤，溴蒸气刺激黏膜，甚至可使眼睛失明，使用时应在通风橱内进行。当溴撒落时，要立即用沙掩埋；如皮肤被烧伤，应立即用稀乙醇冲洗或用大量甘油按摩，然后涂以硼酸凡士林软膏。

④ 有机药品

a. 有机溶剂　有机溶剂均为脂溶性液体，对皮肤、黏膜有刺激作用。如苯，不但刺激皮肤，易引起顽固湿疹，对造血系统及中枢神经系统均有严重损害；甲醇对视神经特别有害。大多数有机溶剂蒸气易燃。在条件许可情况下，最好用毒性较低的石油醚、醚、丙酮、二甲苯代替二硫化碳、苯和卤代烷类。使用有机溶剂时应注意防火，室内空气要流通，一般用苯提取时，应在通风橱内进行，绝不能用有机溶剂洗手。

b. 硫酸二甲酯　吸入或经皮肤吸收均可致中毒，且有潜伏期，中毒后感到呼吸道灼痛，滴在皮肤上能引起皮肤坏死、溃疡，恢复慢。

c. 苯胺及苯胺衍生物　吸入或经皮吸收均可致中毒。慢性中毒引起贫血，影响持久。

d. 芳香硝基化合物　化合物中硝基越多毒性越大，在硝基化合物中增加氯原子，亦将增大毒性。这类化合物的特点是能迅速被皮肤吸收，中毒后引起顽固性贫血及黄疸病，刺激皮肤引起湿疹。

e. 苯酚　能灼烧皮肤，引起皮肤坏死或皮炎，皮肤被沾染时应立即用温水及稀乙醇洗。

f. 生物碱　大多数具有强烈毒性，皮肤亦可吸收，少量即可导致中毒，甚至引起死亡。

g. 致癌物　很多的烷基化试剂，长期摄入人体内有致癌作用，应予以注意，其中包括硫酸二甲酯、对甲苯磺酸甲酯、亚硝基二甲胺、偶氮乙烷以及一些丙烯酯类等。一些芳香胺类，由于在肝脏中经代谢生成 N-羟基化合物而具有致癌作用，其中包括 4-乙酰氨基联苯、2-乙酰氨基苯酚、2-萘胺、4-二甲氨基偶氮苯等。部分稠环芳香烃化合物，如 3,4-二甲基-1,2-苯并蒽则属于强致癌物。

4. 化学药品侵入人体及防护

① 经由呼吸道吸入　有毒气体及有毒化学药品蒸气经呼吸道吸入人体，经血液循环而至全身，产生急性或慢性全身中毒，所以实验必须在通风橱内进行，并经常注意室内空气通畅。

② 经由消化道侵入　任何药品均不得用口尝味，不得在实验室内进食，实验完毕必须洗手，不穿工作服到食堂、宿舍去。

③ 经由皮肤、黏膜侵入　眼睛的角膜对化学品非常敏感，化学药品对眼睛危害性很大，进行实验时，必须戴防护眼镜。一般来说，药品不易侵入完整的皮肤，但皮肤有伤口时很容易侵入人体。沾污了化学药品的手取食或吸烟，均能将其带入人体内。化学药品，如浓酸、浓碱对皮肤均能造成化学灼伤。某些脂溶性溶剂、氨基及硝基化合物，可引起顽固性湿疹。

有的亦能经皮肤侵入人体内，导致全身中毒或损害皮肤，引起过敏性皮炎。在实验操作时，注意勿使药品直接接触皮肤，必要时可戴手套。

附录三 常用试剂的配制及刚果红试纸的制作

1. 无水乙醇

无水乙醇的沸点为78.5℃，折射率为1.3611，d_4^{20}为0.7893。一般情况下先用精馏的方法把乙醇提纯到98%左右的浓度，然后把98%左右的乙醇加入CaO（生石灰）加热回流，使乙醇中的水与CaO发生反应，去除水分，最后蒸馏得到99.5%的无水乙醇。如果还要去除残留水分，则可用金属钠处理。

检验乙醇是否含有水分，常用的方法有下列两种：

（1）取一支干净试管，加入制得的无水乙醇2mL，随即加入少量的无水硫酸铜粉末，如果乙醇中含有水分，则无水硫酸铜变蓝。

（2）取一支干净试管，加入制得的无水乙醇2mL，随即加入几粒干燥的高锰酸钾固体，若乙醇中含有水分，则溶液呈紫红色。

2. 无水乙醚

无水乙醚的沸点为34.51℃，折射率为1.3526，d_4^{20}为0.7138。

制备无水乙醚的步骤如下：

（1）检验有无过氧化物的存在及除去过氧化物 制备无水乙醚时，必须先检验有无过氧化物的存在，否则，容易发生爆炸。

检验的方法：取少量乙醚和等体积的0.12mol/L碘化钾溶液，混匀，加入数滴稀盐酸，振摇，如能使淀粉溶液呈蓝色或紫色，为正反应，表示有过氧化物存在。

除去过氧化物的方法：把乙醚置于分液漏斗中，加入相当于乙醚体积1/5的新配制的硫酸亚铁溶液，猛力振荡后，弃去水层。

硫酸亚铁溶液的制备：将6mL浓硫酸慢慢加入100mL水中，再加入60g硫酸亚铁即得硫酸亚铁溶液。

（2）干燥 可用浓硫酸、金属钠、无水氯化钙、五氧化二磷作干燥剂。具体操作可参阅有关资料。

3. 丙酮

丙酮的沸点为56.2℃，折射率为1.3588，d_4^{20}为0.7899。市售的丙酮往往含有甲醇、乙醛、水等杂质，不可能利用简单蒸馏把这些杂质去除。含有上述杂质的丙酮，不能作为Grignard反应等的试剂，必须经过处理才能用。

处理丙酮常用的方法是在100mL丙酮中加入0.5g $KMnO_4$进行回流，将丙酮蒸出，用无水碳酸钠干燥1h后蒸馏，收集55~56.5℃的馏出液。

4. 苯

苯的沸点为80.1℃，折射率为1.5011，d_4^{20}为0.8765。

普通苯中可能含有少量噻吩。欲除去噻吩，可用等体积 5mol/L H_2SO_4 洗涤数次，直至酸层为无色或浅黄色，再分别用水、3mol/L Na_2CO_3 水溶液、水洗涤，用无水氯化钙干燥过夜，过滤，蒸馏。

5. 甲苯

甲苯的沸点为 110.6℃，折射率为 1.4961，d_4^{20} 为 0.8699。

普通甲苯中可能含少量甲基噻吩，欲除去甲基噻吩，可加入浓硫酸（甲苯∶浓硫酸＝10∶1）振摇 30min（温度不要超过 30℃），除去酸层，用水、3mol/L Na_2CO_3 溶液、水洗涤，用无水氯化钙干燥过夜，过滤，蒸馏。

6. 2,4-二硝基苯肼

取 2,4-二硝基苯肼 3g，溶于 15mL 浓硫酸中，将此酸性溶液慢慢加入到 70mL 体积分数为 95%的乙醇中，再加蒸馏水稀释到 100mL，过滤，将滤液保存于棕色试剂瓶中。

7. 碘-碘化钾溶液

将 2g 碘和 5g 碘化钾溶于 100mL 水中，混匀，即得碘-碘化钾溶液。

8. 斐林试剂

斐林试剂甲：将 3.5g 硫酸铜晶体（$CuSO_4 \cdot 5H_2O$）溶于 100mL 水中，浑浊时过滤。斐林试剂乙：将酒石酸钾钠晶体 17g 溶于 15～20mL 热水中，加入 3mol/L 氢氧化钠 20mL，用水稀释至 100mL。此两种溶液要分别储藏，使用时取等量试剂甲及试剂乙混合。由于氢氧化铜易沉淀，不易与反应物作用，酒石酸钾钠能使氢氧化铜沉淀溶解形成深蓝色的配合物溶液，反应如下：

9. 刚果红试纸

取 0.2g 刚果红溶于 100mL 蒸馏水制成溶液，把滤纸放在刚果红溶液中浸透后，取出晾干，裁成纸条（长 70～80mm，宽 10～20mm），试纸呈鲜红色。

刚果红适用于作酸性物质的指示剂，变色范围 pH 3～5。刚果红与弱酸作用显蓝黑色，与强酸作用显稳定的蓝色，遇碱则又变红。

10. 氯化锌-盐酸试剂（Lucas 试剂）

将 34g 熔化的无水氯化锌溶于 23mL 纯浓盐酸中，同时冷却以防止氯化氢逸出，约得 35mL 溶液，放冷后，存于玻璃瓶中，密闭。

11. Tollens 试剂

加 0.65mol/L 硝酸银溶液 20mL 于一干净试管内，加入一滴 2.5mol/L 氢氧化钠溶液，然后滴加 2.5mol/L 的稀氨水，边加边摇，直至沉淀刚好溶解。配制 Tollens 试剂所涉及的化学反应如下：

$$AgNO_3 + NaOH \longrightarrow AgOH + NaNO_3$$

$$2AgOH \longrightarrow Ag_2O + H_2O$$
$$Ag_2O + 4NH_3 + H_2O \longrightarrow 2[Ag(NH_3)_2]^+ OH^-$$

配制 Tollens 试剂时应防止加入过量的氨水，否则，将生成雷酸银（Ag—O—N≡C），受热后将引起爆炸，试剂本身还将失去灵敏性。

Tollens 试剂久置后将析出黑色的叠氮化银（AgN_3）沉淀，它受震动时分解，发生猛烈爆炸，有时潮湿的叠氮化银也能发生爆炸，因此 Tollens 试剂必须现用现配。

12. Benedict 试剂

将 20g 柠檬酸钠和 11.5g 无水碳酸钠溶于 100mL 热水中。在不断搅拌下把含 2g 硫酸铜结晶的 20mL 硫酸铜溶液慢慢地加到上述柠檬酸钠和碳酸钠溶液中。该混合液应十分清澈，否则，需过滤。

Benedict 试剂在放置时不易变质，故不必像斐林试剂那样配成试剂甲、试剂乙分别保存，所以比斐林试剂的使用方便。

13. 饱和溴水

溶解 75g 溴化钾于 500mL 水中，加入 50g 溴，振荡即成。

14. 1‰ 淀粉溶液

将 1g 可溶性淀粉于研钵中加少许水研成糊状，并加入 5mL 0.1% $HgCl_2$（防腐用），然后倒入 100mL 沸水中煮沸数分钟，放冷即得。

15. 1‰ 酚酞溶液

将固体酚酞 1g 溶于 90mL 乙醇中，加水稀释至 100mL。

16. 亚硝酰铁氰化钠溶液

称 1g 亚硝酰铁氰化钠，加水溶解成 20mL 溶液，保存于棕色瓶中，如果溶液变绿就不能再使用。

参 考 文 献

[1] 马俊凯. 医学化学实验. 武汉：华中科技大学出版社，2013.
[2] 姚刚. 有机化学实验. 北京：化学工业出版社，2015.
[3] 刘慧中. 医学化学实验. 北京：科学出版社，2013.
[4] 曾昭琼. 有机化学实验：第3版. 北京：高等教育出版社，2000.
[5] 龙盛京. 有机化学实验：第2版. 北京：人民卫生出版社，2011.
[6] 杨善中. 有机化学实验. 合肥：合肥工业大学出版社，2002.
[7] 兰州大学. 有机化学实验：第3版. 北京：高等教育出版社，2012.
[8] 高占先. 有机化学实验：第4版. 北京：高等教育出版社，2004.
[9] 武汉大学化学与分子科学学院实验中心. 无机化学实验：第2版. 武汉：武汉大学出版社，2012.